W9-BEY-969

AL DIABLO CON LAS DIETAS

Caroline Dooner

AL DIABLO CON LAS DIETAS

COMER DEBERÍA SER FÁCIL

Una guía inspiradora para reconducir tu relación con la comida y reconquistar tu poder personal

URANO

Argentina – Chile – Colombia – España
Estados Unidos – México – Perú – Uruguay

Título original: *The f*ck it diet (Eating should be easy)*
Editor original: Harper Wave – An imprint of HarperCollinsPublishers, New York
Traducción: Antonio-Prometeo Moya

La presente obra contiene consejos e información relacionados con el cuidado de la salud. La información contenida en este libro en modo alguno puede sustituir el consejo de un profesional de la medicina. Si el lector sabe o sospecha que sufre un problema de salud es recomendable que consulte a un médico antes de emprender cualquier programa o tratamiento. El uso que los lectores hagan de la información contenida en este libro es responsabilidad de los mismos. Ni la autora ni la editorial asumen ninguna responsabilidad de las consecuencias médicas por los actos emprendidos por los lectores.

1.ª edición Febrero 2020

Plaza de los Reyes Magos, 8, piso 1.º C y D – 28007 Madrid
www.edicionesurano.com

ISBN: 978-84-16720-92-7
E-ISBN: 978-84-17780-81-4
Depósito legal: B-847-2020

Fotocomposición: Ediciones Urano, S.A.U.

Impreso por: Rotativas de Estella – Polígono Industrial San Miguel Parcelas E7-E8
31132 Villatuerta (Navarra)

Impreso en España – *Printed in Spain*

DEDICO ESTE LIBRO AL QUESO:
PROMETO NO ABANDONARTE NUNCA MÁS.

ÍNDICE

2
¿CÓMO RAYOS LO HAGO?

Este libro es para las personas que se someten continuamente a dietas. No soy profesional de la medicina, pero si en este momento seguís una dieta que os obliga a comer muy poco o que os hace sufrir, creo que deberíais buscar consejo médico. Este libro no tiene nada que ver con las alteraciones patológicas del apetito ni se propone curar ninguna afección mental o física.

Recojo las opiniones de muchos médicos, nutricionistas y especialistas sobre el peso y el metabolismo para que os convenzáis de que no soy una lunática ni una fanática de la bollería deseosa de destruir vuestra salud y vuestra felicidad. Pero repito: no tengo ningún título académico relacionado con la medicina. Este libro no es un recetario de consejos médicos. ¿Entendido? Pues adelante.

INTRODUCCIÓN:
ESTE NO ES UN LIBRO DE DIETÉTICA

Si habéis leído tantos libros de dietética como yo, seguramente habréis notado que todos empiezan igual. Por lo general prometen solemnemente que *esta es la dieta que estabais esperando*. Y dicen más o menos lo siguiente:

INTRODUCCIÓN A LA DIETA QUE ESTABAIS ESPERANDO

Seguro que habéis probado ya muchas dietas, ninguna ha funcionado y seguís viéndoos ~~asquerosamemente feas~~ gordas y poco saludables. Ahora, gracias a este tradicional y *revolucionario método, contáis por fin con un plan alimenticio sencillo y científicamente comprobado que realizará vuestros sueños y hará que os sintáis ~~guapas y seductoras~~ sanas y en forma.*

Lo mejor es esto: que si seguís al pie de la letra el plan descrito en este libro, nunca más volveréis a pasar hambre. ***¡Nunca! ¡Se acabó el pensar en la comida!***

Hacedme caso: no hay que vivir pendientes de la comida.

Las dietas que habéis probado hasta ahora no han funcionado porque no habéis comido los alimentos ***idóneos*** *en las cantidades* ***idóneas. ¡Pues claro*** *que no funcionaban!*

Con nuestro programa, vuestro cuerpo empezará a funcionar tan ***bien*** *que nunca más volveréis a estar pendientes de la comida.*

No proponemos una dieta, sino una ***forma de vivir****. Un cambio en vuestro* ***estilo de vida****. Sé que* ***otros*** *dietistas os habrán dicho lo mismo, pero no decían la verdad. Ellos proponen dietas que son* ***únicamente*** *dietas. La nuestra no lo es.* ***Nuestra dieta no es exclusivamente una dieta:*** *es una forma de vivir.*

¿Está todo el mundo preparado? Pasemos la página y leamos el primer capítulo, donde explicamos por qué todo lo que comemos normalmente es perjudicial.

Leemos esta introducción y pensamos: «¡YA ESTÁ! Por fin un remedio para calmar el hambre. Estoy hasta el moño de pensar en la comida». Tiramos todo lo que tenemos en la cocina, acumulamos los alimentos permitidos, empezamos a comer exactamente lo que nos recomiendan y sentimos que nuestro entusiasmo aumenta conforme obedecemos escrupulosamente las instrucciones. Porque es muy emocionante haber encontrado por fin una dieta científica *y* tradicional que eliminará ese deseo de comer que sentimos como débiles seres humanos que somos. El hambre nos ha producido tanta frustración que estamos dispuestas a hacer *cualquier cosa* para reducir el espacio que ocupamos en la sociedad.

Durante tres meses nos entregamos en cuerpo y alma a este método científiamente comprobado de eliminar grasas y aplacar el hambre y… *voilà*! ¡Qué bien funciona! Nos sentimos en forma, con energía, más contentas que nunca, comiendo nuestra perfecta comida perfectamente racionada. Empezamos a olvidarnos de comer y a pensar que somos autómatas que solo necesitan un poco de lubricante de vez en cuando.

Lo mejor es que todas nuestras relaciones prosperan, porque, como ya no necesitamos comer, estamos más atractivas que nunca. Todo el mundo nos quiere más que antes, todo el mundo desea que entremos en su vida. Vamos a almorzar con las amigas y nos limitamos a sonreír mientras ellas comen y nosotras pensamos en lo grandiosa que es nuestra existencia. Todos piensan que somos encantadoras y perfectas y desearían ser más como nosotras.

Además, somos ricas y famosas, y nunca jamás nos aburrimos.

* * *

No os preocupéis. Este libro no trata de milagros. Porque si vamos a mandar al diablo las dietas es porque no queremos saber nada de ninguna.

* * *

Yo era antes una fanática de las dietas (cuando no me daba por comer a dos carrillos) y las introducciones de los libros sobre dietas me entusiasmaban. «Voy a hacer esto», me decía. «Lo voy a hacer bien. Mi vida será por fin MARAVILLOSA.»

Y obedecía las instrucciones. Hasta que me cansaba y empezaba el ciclo atracones de comida / arrepentimiento yoyó (dietas extremas), o me iba de juerga con los amigos, o sustituía la antigua dieta por otra mejor.

Empecé esto de las dietas a los catorce años, cuando me di cuenta de que ya no cabía en los pantalones, la cara se me estaba redondeando y tenía que comprar sujetadores de la talla F de la marca recomendada por la presentadora Oprah Winfrey porque los de Victoria's Secret me quedaban pequeños.

«**Tengo** que solucionar este problema... Sospecho que mis días de comer han pasado.» Así pues, durante los diez años siguientes estuve «a dieta» —obsesionada por obedecer las indicaciones al pie de la letra— o «sin dieta», porque me atracaba de comer y me sentía fuera de control y fatal conmigo misma.

Probé la dieta Atkins, la dieta South Beach, la dieta de resistencia a la insulina, la dieta alcalina, la dieta del grupo sanguíneo, la dieta Rosedale, la dieta crudivegana, varias versiones de la dieta Reza a

Dios para Estar como un Fideo, El Secreto™ (que no es una dieta, pero gracias a la autoayuda tipo New Age podéis transformar cualquier cosa en una dieta), la dieta «Voy a Escuchar Atentísimamente a mi Cuerpo» (también llamada versión obsesiva del comer de forma intuitiva o consciente), la dieta «Las Francesas No Engordan» (que es una mezcla de la dieta del comer de forma intuitiva y la dieta a base de café y vino), la dieta paleolítica, la dieta de la Flora Intestinal yyyyyyy…

Bum. Hízose la luz. Había cumplido veinticuatro años y acababa de comerme nueve empanadillas de cabello de ángel y doce magdalenas de almendras sin azúcar que había preparado para mí y que nadie más iba a comerse. Entonces tuve una revelación espiritual de las buenas, con el estómago lleno y el corazón palpitando. Me miré en el espejo del cochambroso cuarto de baño de mi casa del Upper West Side de Manhattan y, como si estuviera en una de esas comedias románticas que no hacen reír, me dije en voz alta:

«Pero ¿qué haces, pecadora? ¿Vas a seguir así el resto de tu vida?»

Había odiado mi cuerpo durante los últimos diez años, siempre asqueada de mí misma, siempre deseando estar delgada por encima de todo. Diez años obsesionada por las instrucciones dietéticas, planeando qué y cuándo comer la siguiente vez, contando calorías y carbohidratos. Había invertido todo mi tiempo y todas mis energías en controlar mi peso, en salvar mi salud, pero por más que lo intentaba y al margen de lo importante que era para mí estar a dieta, comía como una cerda. Me sentía totalmente fuera de control.

El azúcar y los hidratos de carbono me salían por las orejas, parecía un globo, y eso que absolutamente todo lo que hacía en esta vida era tratar de perder peso. Los días eran buenos o malos según lo que decía la báscula y lo que había comido. Y estaba realmente convencida de que lo hacía todo en nombre de la salud, porque tenía entendido que salud y peso eran equivalentes.

Además, todas mis fantasías giraban básicamente alrededor de estar delgada y guapa, y *quizá ligar con el príncipe Harry. Bueno, esto último no lo sé*, pero lo de estar guapa y delgada es verdad, como si fueran mis deseos más sinceros y mis únicos objetivos en la vida. Como si estar delgada y guapa fuera lo que me faltaba para ser feliz.

¿Qué había sido de mis auténticos sueños? Bueno, si pudiera estar más delgada, **seguro** que se cumplían. «Una vez que consiga la eterna delgadez, podré tomarme en serio.»

Pero ni siquiera bastaban las veces que la dieta «funcionaba» y conseguía adelgazar en serio. No me *sentía* delgada ni apreciada ni segura. ¿Y en los momentos en que *sí me sentía* delgada? Estaba muerta de miedo por la posibilidad de que la delgadez no durase, y entonces la dieta se convertía en una pesadilla.

Había pasado diez años pensando que la delgadez conseguiría que fuese yo misma. Pensando que la delgadez me haría feliz. Y ese es el método para que la felicidad *no dure*.

La delgadez no hace la felicidad: preguntádselo a cualquier modelo, preguntádselo a quienes siguen dietas y obtienen resultados. Sí, sin duda tienes unos momentos de felicidad cuando consigues el peso deseado. Pero si estás leyendo este libro es porque ya sabes que esa felicidad no dura. Una de las principales enseñanzas de este libro es que se puede cambiar esa búsqueda de la felicidad-a-través-de-la-delgadez por algo más auténtico, más accesible y más digno de vivirse.

Pero en lo que primero nos fijaremos es en el hecho de que *las dietas no funcionan*. Queremos controlar nuestro cuerpo con métodos biológicamente defectuosos y condenados al fracaso desde el principio. Nuestro organismo responde con ansias de sobrevivir, pero como no le hacemos caso, no vencemos nosotros sino nuestro organismo. *Siempre*.

Hablaremos de todo esto. Pero antes dejadme que os diga qué hice tras la revelación que tuve ante el espejo de mi cuarto de baño. Decidí aprender a comer con normalidad y acabé comprendiendo lo que eso significaba: significaba comer mucho más de lo que me había permitido hasta entonces. Decidí aceptar todos los alimentos que me daban miedo y satisfacer *toda* el hambre que había tratado de reprimir en los últimos diez años. Y digo toda muy en serio. *Porque era un hambre de lobo.*

También decidí investigar por qué las dietas no funcionan. Busqué toda la información científica que necesitaba para seguir convencida de que *ninguna* dieta era la panacea. Encontré todo un movimiento dedicado a enseñar a las personas por qué enfocamos muy mal los temas de la salud y la pérdida de peso. Y lo supe casi todo sobre por qué me estaba destruyendo con las dietas: a nivel biológico, químico y hormonal.

Pero la decisión más importante que tomé fue que me aceptaría tal como fuera al final, con el aspecto y el peso que tuviese. La verdad es que no sabía cuánto iba a pesar, porque no había hecho más que alternar dietas extremas en los últimos diez años. Una posibilidad era que en el pico de mis dietas extremas acabara pesando lo máximo que había pesado hasta entonces, un peso y un volumen con los que siempre me había sentido un desastre. Era lo que más miedo me daba, pero había llegado el momento de la gran decisión y había optado por cambiar mis prioridades. Así que me dije: a la porra. En serio, a la porra. Era demasiado desdichada para hacer otra cosa.

Tenía que aprender a quererme tuviera el peso que tuviese, porque ya estaba harta y no podía pasar ni un día más peleando conmigo misma, esperando ese día mágico y escurridizo en que despertaría eternamente delgada y contenta. Sabía que era la única forma de salir de la trampa en que había caído. Así nació *Al diablo con las dietas.*

A QUIÉNES SE DIRIGE ESTE LIBRO

Este libro se dirige a todas las personas que se someten a dietas para adelgazar de forma crónica. Se dirige a todas las personas preparadas para saber por qué las dietas no les han funcionado y por qué lo que nos han dicho sobre la comida y la salud no ha servido para nada. Se dirige a las personas que han probado todas las dietas, que han pasado horas calculando con angustia las minicalorías o minitoxinas presentes en lo que comen…, y ya están hartas de sufrir.

Se dirige a las personas que han pasado años valorándose según lo que han comido ese día y lo que han pesado esa mañana, que han ido de dieta en dieta, esperando que la respuesta esté en la siguiente. Se dirige a las personas que ni siquiera se daban cuenta de lo desdichadas que eran porque estaban demasiado ocupadas rezando para perder los kilos que les sobraban, esos kilos que les impedían gustarse a sí mismas y cuya desaparición justificaría todo ese sufrimiento.

Si os sentís bien con lo que coméis y con el ejercicio que hacéis y os gusta vuestro aspecto y vuestro peso, seguramente no necesitaréis este libro. Pero si estáis hasta las narices de unas dietas que os esclavizan, si deseáis sentiros y comer de otro modo, este libro os dirá que hay una forma de salir del abismo.

En la actualidad, me siento estupendamente y ya no tengo problemas de conciencia con la comida, cosa que antes me parecía imposible. Desde que he mandado las dietas a freír espárragos (y nunca mejor dicho), apenas pienso en la comida cuando no tengo hambre, lo cual también me parecía una hazaña imposible en otra época de mi vida. Durante mucho tiempo creí que para evitar los atracones y la obsesión por la comida había que tener *una voluntad de hierro*. Creía que si seguía una dieta escrupulosamente, como hacía al principio de todo, y la mantenía hasta el fin de los tiempos, viviría sana y feliz y, lo que era más importante, estaría delgada y atractiva.

Lo paradójico es que las restricciones y las dietas producen una adicción a la comida que no se puede solucionar con más dietas y más restricciones. Estamos hechos de tal modo, fisiológica y psicológicamente hablando, que vivimos angustiados por la comida cuando el cuerpo intuye que no tenemos a nuestra disposición una cantidad suficiente. Es una reacción química y hormonal, y no hay forma de eludirla.

Pesemos lo que pesemos, las dietas destruyen nuestro metabolismo y nuestra capacidad para escuchar a nuestro cuerpo. Hablaremos más sobre la ciencia del peso y sobre las razones por las que la salud y el peso no están tan relacionados como nos han dicho. Por decirlo lisa y llanamente, la cultura de la dieta nos ha puesto en guerra con nosotros mismos.

Este libro puede beneficiar a todo el mundo, sea cual sea su sexo y su peso; puede beneficiar a cualquier persona que forcejee con la comida y su imagen corporal. Pero como soy mujer y he tenido que comprender por qué me daba tanto miedo estar gorda en el mundo en que vivo, este libro es intrínsecamente una respuesta feminista a la cultura de la dieta. No podemos pasar por alto las insidiosas causas sociales de nuestra relación enfermiza con la comida y el peso. Así pues, a las mujeres que creen que para destacar y ser respetadas deben estar delgadas y en forma les digo: *al diablo con eso*. Terminaos el bocadillo, porque tenéis derecho a ocupar todo el espacio que vuestro cuerpo necesita.

En mis programas «Al Diablo con las Dietas» he trabajado con más de un millar de mujeres (y algunos hombres), colectiva e individualmente. Y una y otra vez —para sorpresa general— he visto que comer de todo es *lo único* que cura la obsesión por la comida y la necesidad de darse atracones. El miedo más recurrente es a no parar de comer cuando hayamos empezado. Pero en todas las ocasiones resulta asombroso ver cómo cambia el apetito cuando tenemos el estómago lleno. Una vez que nos damos permiso para comer, la necesidad de atiborrarnos desaparece. No necesitamos ninguna fuerza de voluntad sobrehumana.

El motivo por el que el plan «Al Diablo con las Dietas» funciona (y por el que las dietas, los gurúes y el comer con atención plena no) es que aborda dos cuestiones al mismo tiempo: las razones biológicas que hacen que la gente se obsesione por la comida y las razones mentales, emocionales y *culturales* por las que nos obsesionamos con la comida y el peso.

En este libro detallo mis experiencias, las experiencias de otras personas y el trabajo científico que *respalda* estas experiencias, y al mismo tiempo explica por qué no seguir ninguna dieta da resultado. Aprender estas lecciones me costó mucho, pero cuando las aprendí me di cuenta de que eran evidentes y lógicas. Ahora me pregunto cómo llegué a creer que las restricciones eran la respuesta.

1
¿POR QUÉ NOS ATRAE TANTO COMER?

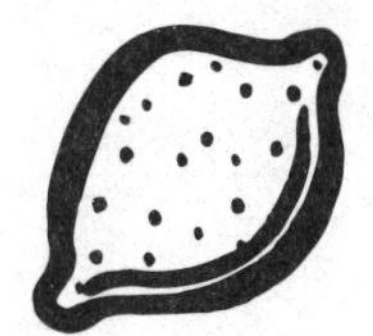

HABLEMOS DEL HAMBRE

Imaginad que llega un período de gran carestía y tenéis poca comida. Imaginad lo que sería eso.

De manera automática, toda vuestra vida giraría alrededor de la comida. Todo el cuerpo os diría que racionéis lo que hay *y* que comáis mucho en cuanto encontréis comida suficiente. Os pasaríais la vida buscando comida. Puede que empezarais buscando cultivos que no fueron destruidos en el campo. O cazando conejos. O revolviendo sobras ajenas. Y no tardaríais en aguzar el ingenio para administrar lo que encontrarais.

Cuando empezaran la restricción y la búsqueda experimentaríais una subida de adrenalina —sentiríais un poco de euforia— que os daría la esperanza y la energía que necesitaríais para rebuscar en cualquier parte. Pero al mismo tiempo vuestro metabolismo se ralentizaría con objeto de almacenar y aprovechar de manera útil los nutrientes que consumiríais. Como no tendríais más remedio que comer menos, seguramente adelgazaríais, pero vuestro metabolismo se ha ralentizado, así que no adelgazaríais *demasiado* ni *demasiado* aprisa, porque si consumís demasiado combustible demasiado aprisa, os vais al otro barrio.

Habéis pasado hambre y racionado la comida durante una temporada, coméis lo que podéis cuando podéis y con el tiempo es posible que encontréis comida en cantidades mayores. A lo mejor matáis un oso. O le robáis unas rebanadas de pan Bimbo a una familia rica del pueblo. Es igual. El caso es que encontráis bastante comida y todo el cuerpo os dice que os olvidéis de la fuerza de voluntad que os ha permitido racionar la comida hasta entonces. Y *os lo coméis todo*. Os coméis todo lo que tenéis. Os dais un *banquete*. Y es posible que no podáis parar aunque lo intentéis.

Es lo que el cuerpo está programado para hacer con objeto de sobrevivir. Es una *buena medida*. La única misión del cuerpo en época de crisis es almacenar nutrientes y combustible en previsión de los días y las semanas que vendrán. Nos cede un poco de energía, pero si no va a haber más banquetes, seguirá trabajando a un ritmo metabólico inferior al normal. Todavía estamos en época de hambre, aunque hayamos consumido dos rebanadas de pan Bimbo. Nuestro cuerpo sabe que seguiremos buscando comida todo el día.

Para seguir con vida tendremos que comer *todo lo que podamos* cuando lo encontremos, y mientras tanto nuestro metabolismo seguirá andando a paso lento, precisamente para que sigamos con vida.

Esta película podría tener dos finales:

FINAL 1. La carestía no se acaba nunca. Cuando agotamos toda la comida, dejamos de tener hambre, porque el cuerpo cree que ya no hay comida y en consecuencia no malgasta energía enviando señales de hambre. Sobrevivimos así unos días, con una salud que empeora, y finalmente morimos. Y habremos muerto de hambre aunque no estemos totalmente consumidos, porque el hambre debilita los músculos y el corazón, pesemos lo que pesemos[1].

FINAL 2. Encontramos comida suficiente para seguir con vida antes de que termine la carestía. Pero, antes de que

1. L. Villazon, «Who would die first of starvation–A fat or a thin person?», en *Science Focus:* https://www.sciencefocus.com/the-human-body/who-would-die-first-of-starvation-a-fat-or-a-thin-person

termine del todo, nos atiborramos cada vez que encontramos comida. Como está mandado. El cuerpo guarda las calorías en forma de grasa para reconstruir y reparar sus partes y para protegerse en caso de que llegue otra época de carestía. Entre los inevitables y útiles ayunos pasamos hambre y seguimos con la fijación de encontrar y devorar toda la comida que podamos. Faltaría más.

Antes de que acabe la carestía ocurren otras cosas mientras seguimos con los banquetes ocasionales: nuestras hormonas dejan de trabajar normalmente, el impulso sexual decae (¡no hay manera de procrear en plena carestía!), nos volvemos irritables y la euforia adrenalínica se va. El cuerpo procura retener energía, así que el metabolismo se vuelve lento, y entonces es posible que nuestra energía provenga más que nada de los brotes de adrenalina y de las hormonas del estrés.

Puede que hasta que acabe la carestía sobrevivamos gracias al maná del cielo o porque encontremos una tierra más pródiga, con peces, mangos y galletas.

Una vez que haya comida, comeremos toda la que podamos durante mucho tiempo. Engordaremos, y será algo **impresionante**. El cuerpo tardará un poco en recuperar fuerzas y vitalidad. Durante una larga temporada estaremos cansados, porque el organismo estará reparando muy despacio las partes corporales que se han sacrificado para aguantar el tiempo que ha durado la crisis.

Durante la recuperación, cada vez que veamos comida, correremos a comérnosla. *Naturalmente*. ¡Ha habido un período de carestía! ¡Hemos pasado hambre medio año! ¡O cinco años! Nuestro cuerpo no está convencido de que no habrá otra crisis la semana que viene, así que hay que comer mucho una temporada. Y necesitamos descansar. De modo que *engordaremos* durante la recuperación, como está mandado.

Una vez que tengamos la tripa llena durante un tiempo y perdamos el miedo a las crisis, volveremos a la normalidad poco a poco. La comida no será motivo de ansiedad. Poco a poco nos convenceremos de que vuelve a haber comida suficiente y el metabolismo acabará por normalizarse. El apetito y el deseo de comer también volverán a la normalidad y dejaremos de engordar; quizá pesemos ahora un poco más que antes, a causa del miedo a la crisis, pero también es posible que no.

Estoy segura de que ya habéis atado cabos, pero de todos modos lo diré con toda claridad: seguir una dieta es poner el cuerpo en situación de crisis. Puede parecer una exageración, pero no lo es. En absoluto. Diréis: «No, no, como mucho, incluso cuando estoy a dieta». O bien: «Me atiborro todo el tiempo, mi cuerpo no puede creer que no tiene comida suficiente».

Es igual. Si seguís comiendo, pero no *hasta la saciedad*, o si osciláis entre la dieta extrema y el atracón, el cuerpo lo entenderá como un período de carestía. Lo repetiré, y quien tenga oídos que oiga: **si osciláis entre la dieta extrema y el atracón, ponéis al cuerpo en continuo estado de crisis.**

Hablo de crisis y de supervivencia. Antes de que cuajara la actual cultura de la dieta —que, dicho sea de paso, solo tiene unos decenios de antigüedad—, la *única* razón para comer menos era la escasez de comida: la carestía. Comer menos de lo que nos apetece enciende la luz de alarma y pone al cuerpo en guardia, cambia la química hormonal y del cerebro, el metabolismo se lentifica y nos volvemos biológicamente *obsesionados* por la comida. En realidad, esta fijación mental está *causada* por la restricción física.

La fijación por la comida y la tendencia al atracón aparecen porque el cuerpo quiere acabar con la dieta/carestía, para seguir viviendo. Si confiamos en la comida que el cuerpo nos obliga a comer después de un período de hambre natural y nos recuperamos, nos recuperaremos con rapidez relativa. Nuestro cuerpo sabe lo que se hace. Tardará unas semanas o unos meses, pero el apetito, el metabolismo y el peso se estabilizarán al final.

Pero nunca dejamos que ocurra esto. *Nunca* nos permitimos comer mucho porque no confiamos en nuestro apetito ni en nuestro peso. Nos han dicho que comer mucho es malo y un indicio de que seguramente somos adictos a la comida. Pero lo que hacemos en el fondo es combatir nuestro deseo natural de comer mucho y descansar, temiendo ser víctimas de la pereza y la irresponsabilidad. Hemos caído en la trampa de la carestía y la fijación por la comida prosigue. Nos hemos vuelto como esas ancianas de las residencias de la tercera edad que temen que las natillas las engorden.

Cuando nos contenemos, el cuerpo tiende a compensar la falta de comida, lentifica el metabolismo, nos hace sentir obsesión por la comida y conserva nuestro peso. Cuando el metabolismo está en peligro, el cuerpo deteriora poco a poco su salud para mantenernos con vida todo el tiempo posible, porque *espera* que un día volveremos a comer más y le daremos una oportunidad de repararse y recuperarse.

Si estamos obsesionados por la comida, es porque hemos disparado la alarma de la carestía. Si nos atracamos es porque estamos en crisis. Esto es así, sin que importe cuánto pesamos y por muy *seguros* que estemos de que ya comemos más de la cuenta.

Podemos disparar la alarma de la crisis *aunque* nos contengamos solo «un poco». Si nos quedamos con hambre a menudo, ocurrirá. También es muy importante advertir que el cuerpo puede estar en crisis *a pesar de su delgadez*. Muchas personas que no *parecen* mal alimentadas se encuentran en estado de crisis. Es un fenómeno biológico y metabólico que se producirá, estemos como ballenas o como sílfides. El cuerpo necesita más grasa mientras se recupera, ya que es una especie de póliza de seguros.

Nos cuesta creer que el remedio para curar la adicción a la comida sea comer *más* y dejar que el cuerpo salga por sí solo del ciclo reactivo de la carestía y la obsesión por la comida. Tenemos demasiado miedo a la comida, a las calorías y a la obesidad, por eso no nos recuperamos nunca y continúa nuestra obsesión y nuestra tendencia a los atracones de comida. Los efectos de las dietas extremas empeoran, nuestro metabolismo se deteriora, la comida se nos graba en el cerebro: y el cuerpo aprovecha todas las oportunidades que se le presentan y se hincha como una vaca.

Creemos que el problema principal es la adicción a la comida y comer demasiado, pero olvidamos por completo que todo viene de la restricción. Incluso podemos sostener que la gente obesa está *mejor* preparada para resistir la dieta/carestía. El cuerpo no quiere perder peso porque teme la llegada de una carestía. Desde este punto de vista, los gordos y las gordas están mejor preparados para sobrevivir.

Al cuerpo no le gusta que controlemos la ingesta. No entiende que nuestra noble y generosa intención es embutir las extremidades en unos tejanos ridículamente estrechos. Lucha contra la carestía y las restricciones para asegurar nuestra supervivencia, y cuanta más dieta hagamos, contraatacará con más firmeza.

EL EXPERIMENTO MINNESOTA

Durante la II Guerra Mundial, Ancel Keys, investigador de la Universidad de Minnesota, dirigió un experimento para estudiar el hambre. Quiso conocer el mejor modo de hacer que las personas hambrientas se recuperasen después de la guerra, y para eso primero tuvo que hacer que los sujetos pasaran hambre.

Más de cuatrocientos objetores de conciencia se presentaron voluntarios para el experimento, como solución alternativa para no ir al frente. Solo se eligió a treinta y seis varones: los que estaban más sanos física y mentalmente, y *más* de acuerdo con los fines del experimento.

Se les puso juntos en habitaciones semejantes a dormitorios colectivos, conectadas con el laboratorio provisional. Tenían permiso para salir, pero su base era el complejo. Comieron normalmente durante los tres primeros meses y su salud estuvo estrechamente vigilada. Consumían alrededor de 3.200 calorías diarias, una cantidad que se consideraba normal (porque lo era). Hacían trabajos en el complejo y andaban unos 35 kilómetros a la semana.

Entonces se les redujo bruscamente la ingesta de calorías a la mitad durante seis meses. Solo se les dieron dos comidas al día, que en total sumaban unas 1.600 calorías. En cuanto a los paseos, se animó a los participantes a mantener su ritmo y frecuencia.

En el experimento, consumir 1.600 calorías era «pasar hambre», lo cual pone los pelos de punta cuando reparamos en que es el mismo «protocolo básico» que utiliza la FDA (por sus siglas en inglés: U.S. Food and Drug Administration, o Agencia gubernamental responsable de la regulación de alimentos y medicamentos) para «combatir la obesidad». Seguramente hemos visto esa cantidad de calorías flotando en las revistas de *fitness* y en las dietas prescritas por los médicos. Actualmente se considera que consumir 1.200-1.600 calorías diarias es una medida aceptable para hombres y mujeres.

Los hombres suelen consumir más calorías que las mujeres, a causa tanto de su complexión como de su masa muscular, pero 1.600 calorías son muy pocas para todo el mundo. En realidad, incluso la nueva ingesta diaria de 2.000 calorías que se recomienda solo se considera «suficiente para los niños», según Marion Nestle, doctora y profesora de nutrición y estudios alimentarios de la Universidad de Nueva York[2]. Da que pensar, ¿no?

Con 1.600 calorías, las fuerzas y las energías de los sujetos del estudio se redujeron inmediatamente, y adujeron estar siempre cansados. E hizo aparición la apatía. Todos habían sido objetores de conciencia muy convencidos, pero ya no estaban tan interesados por las cosas que les preocupaban antes. Hasta perdieron interés por la sexualidad y las relaciones sentimentales.

Solo pensaban en la comida. Se convirtieron en auténticos obsesos que solo pensaban, hablaban y leían sobre comida. (¿Os suena esta historia?) Algunos pasaban horas leyendo y hojeando libros de

---

2. M. Nestle, «Why does the FDA recommend 2.000 Calories per day?», *Atlantic*, 4 de agosto de 2011: https://www.theatlantic.com/health/archive/2011/08/why-does-the-fda-recommend-2-000-calories-per-day/243092/

cocina, las horas de comer se convirtieron en los momentos favoritos del día, se ponían irritables si no se les daba la comida a su hora y, aunque se alimentaban a base de pan de molde, leche, alubias y hortalizas, decían que todo aquello sabía divinamente. Muchos sujetos echaban agua a la comida para que tuviera más volumen, o se pasaban dos horas sentados a la mesa, o se llevaban comida a la habitación para saborearla lentamente.

Entre cada comida podían consumir todo el café, toda el agua y todos los chicles que quisieran, y se volvieron adictos: algunos consumían cuarenta chicles al día y tomaban alrededor de quince tazas de café.

Los sujetos, que al principio estaban sanos y eran individuos musculosos en términos generales, en seis meses se quedaron en los huesos. Su ritmo cardíaco descendió y tenían frío todo el tiempo: síntomas ambos de un metabolismo lento y de un organismo que se esforzaba por ahorrar energía. Su volumen sanguíneo se redujo, su corazón encogió, sufrieron retención de líquidos y les aparecieron edemas. La piel se les puso áspera, se sentían mareados, les faltaba coordinación y tenían dolores musculares.

Por el lado positivo, el blanco de los ojos se les puso blanquísimo, porque sus capilares encogieron. Así que, si queréis tener unos bonitos ojos de muñeca de porcelana, ya podéis empezar a mataros de hambre. Aunque tendréis muchos otros problemas, y todos horribles.

Con el tiempo empezaron a buscar comida fuera del complejo. Recordad que los sujetos habían sido elegidos *expresamente* porque eran los más decididos y los más propensos a resistir el experimento. A pesar de lo cual empezaron a buscar comida extra fuera del complejo. Aquello de comer a escondidas acabó adquiriendo tal proporción que se obligó a los sujetos a ir acompañados de vigilantes cada vez que salían. Tres sujetos abandonaron el estudio definitivamente.

La dieta restrictiva a que estaban sometidos también los cambió psicológicamente. A las pocas semanas de haberse iniciado, un sujeto empezó a tener turbadores sueños de canibalismo. Se saltaba las normas yendo a la ciudad y engullendo batidos y helados. Cuando el director del experimento se encaró con él, rompió a llorar y amenazó con suicidarse. Fue exonerado y enviado a una clínica psiquiátrica, donde recuperó la salud mental después de alimentarse normalmente durante unas semanas. (!!!) Lo único que necesitó este caballero para recuperar la salud fue más comida.

Sí, fue un caso extremo, pero *todos* los sujetos acabaron angustiados y deprimidos. Uno recuerda que gritaba a su compañero de experimento casi cada día y se veía obligado a pedirle disculpas por aquellos arranques.

Y lo más extraño de todo: aunque los sujetos estaban hechos unas momias, no tenían la sensación de estar muy delgados. Por el contrario, creían que *los demás estaban demasiado gordos*. Sufrían un trastorno dismórfico corporal, fenómeno que afecta a personas con trastornos de la conducta alimentaria y que consiste en ver el propio cuerpo con un tamaño o una forma que no es real. Se supone que los trastornos en la alimentación podrían ser efecto del trastorno dismórfico, pero aquellos sujetos no se habían sometido al experimento para perder peso. Sufrían el trastorno dismórfico corporal, que es psicológico, como consecuencia de los efectos fisiológicos del hambre. Soy incapaz de explicar por qué, pero puede servirnos de aviso.

Así pues, ¿qué diremos que representa esto en una cultura obsesionada por controlar la comida que comemos y por el aspecto corporal? Yo creo que no pinta nada bien. Hacer dieta y contenerse alteran la química fundamental del cerebro. Pisotean nuestra salud mental y se apoderan de nuestra mente hasta que esta solo piensa en comer y pesar poco. *No funciona*, chicas y chicos, así que nos merecemos algo mejor.

Recuperación

El objeto del experimento era ver cómo se *restablecía* la gente que pasaba hambre, y la finalidad era encontrar el mejor modo de ayudarla a recuperarse. El estudio ni siquiera tenía que fijarse en los espectaculares efectos físicos y psicológicos que hemos descrito. La fase de hambre inicial tenía por objeto llevar a los participantes al punto a partir del cual tendrían que restablecerse.

Cuando Keys empezó a aumentar las dosis de comida, lo hizo por etapas, dando por sentado que el método más saludable era ese: a unos les añadió 400 calorías, a otros 800, a otros 1.600. Los grupos con un aumento de 400 y 800 calorías no mejoraron en absoluto. Les dio complementos alimenticios y batidos ricos en proteínas. Siguieron sin mejorar. *Lo único que funcionaba era más comida.* Y en abundancia. Aumentar las calorías hasta *superar* la cantidad que consumían antes del experimento arrojó un efecto positivo inmediato.

Sin embargo, muchos participantes estuvieron sufriendo los efectos emocionales del hambre mientras duró la recuperación y algunos informaron de que estuvieron incluso *más* deprimidos y ansiosos durante el restablecimiento que durante el período de restricción. Estos datos son importantes para nosotros, porque indican que —hormonal y químicamente— el camino puede ser muy accidentado aunque se coma normalmente después de haber sufrido carestía y haber estado a dieta.

Después de terminado el experimento, solo doce sujetos se quedaron más meses para someterse a lo que Keys llamó «restablecimiento sin restricciones». Estos sujetos consumían 5.000 calorías por término medio, aunque algunos llegaron a consumir hasta 11.500 diarias. A menudo hablaban de sentir un hambre que no podían calmar, por mucho que comieran o por muy llenos que se sintiesen.

Decían que seguían sintiendo los efectos del experimento, y muchos tenían miedo de volver a quedarse sin comida suficiente. Tres sujetos se hicieron chefs y ninguno de ellos había tenido verdadero interés por la comida ni por la cocina antes del experimento.

Muchos alegaron que sintieron mucha hambre y fijación por la comida durante meses e incluso *años* después del estudio. Mientras investigaba los detalles de este experimento leí comentarios sobre los efectos terapéuticos de multitud de batidos. Así era la década de 1940.

¿Qué significa esto para quienes hacen dieta?

Significa... Bueno, entendéis el problema, ¿no? ¿Entendéis que, cuando la cultura dominante recomendaba hacer dietas para perder peso y para «mantenerlo» —consumiendo entre 1.200 y 2.000 calorías diarias—, acertaba en el número de calorías que debían consumir los sujetos para producir respuestas biológicas al hambre y profundas y duraderas fijaciones con la comida? ¿Entendéis las graves consecuencias físicas y mentales que había con una dieta de 1.600 calorías diarias? ¿Que el cuerpo y el alma de aquellos sujetos pedía comida a gritos y que, al final, la única curación consistió en comer toneladas de comida durante muchísimo tiempo?

Lo que experimentaron aquellos sujetos es más o menos lo que experimentan las personas que se ponen a dieta y lo que experimentan cuando quieren salir de la crisis causada por la dieta. Cuando os ponéis a dieta, por ligera que sea, aunque se trate de un plan aparentemente sensato de sesenta días que hayáis visto en una revista o un suplemento dominical, ponéis el cuerpo en un estado reactivo en el que se obsesionará por la comida y querrá sobrevivir a toda costa. La fijación por la comida no es fruto de la pereza o la irresponsabilidad: es una reacción protectora e ineludible cuyo objeto es conservar la vida.

¿Y qué hay de las personas a quienes les cuesta muchísimo ponerse a dieta, aunque sea un solo día? Enhorabuena: es *lo mejor* que podía pasarles. La restricción «eficaz» de calorías tiene efectos físicos y mentales inmediatos y espectaculares. Si los sujetos del Experimento Minnesota no hubieran estado bajo un control tan estricto, habrían mandado la dieta al diablo.

Ponerse a dieta está reñido con la biología. Pero lo más triste de esta cultura dietético-céntrica en que vivimos es que cuando el cuerpo nos obliga a terminar la dieta, nosotros lo obligamos a reanudarla. Para comportarnos normalmente con la comida, tenemos que salir de este ciclo, hacer que nuestro cuerpo salga del estado de crisis y supervivencia y volver a cierta normalidad.

¿QUÉ ES COMER NORMALMENTE?

Antes de que se me ocurriera el programa «Al Diablo con las Dietas», yo estaba muy lejos de comer normalmente y tenía tanta fijación con la comida y el peso que ni siquiera sabía ya cuál debía ser mi aspecto ideal. Miraba a las personas que no pensaban demasiado en la comida y decía para mí: «Bueno, al menos tienen suerte de no ser adictas a la comida». No me daba cuenta de que mi «adicción a la comida» era de origen biológico, y que cada vez que me ponía a dieta no hacía más que empeorar las cosas.

No me daba cuenta de que, en cierto modo, tenemos *tendencia* a sentir fijación por la comida. Como la comida es fundamental para estar vivos, cuando el cuerpo presiente que va a disponer de poco combustible, aumenta nuestro deseo de comer. Lo contrario también es cierto, afortunadamente. Cuando el cuerpo sabe que estará bien alimentado, se calma. Aleluya.

He aquí algunas cosas que experimentaréis cuando hayáis salido del atolladero cíclico del hambre y volváis a comer normalmente:

- Podréis pasar el día tranquilamente sin pensar en la comida más que cuando tengáis hambre.
- Aunque tengáis un hambre canina, vuestro peso se mantendrá estable, porque vuestro metabolismo no se sentirá amenazado por ninguna dieta.
- Comeréis lo que os apetezca, pero os apetecerá lo que necesitáis. Unas veces ensalada, otras galletas, otras fruta, otras carne, etcétera.

- Podréis comer hasta que tengáis la barriga llena, sin remordimientos.
- Podréis comer cuando sintáis aburrimiento, cansancio, estrés o tristeza y *parar sin problemas* cuando tengáis el estómago lleno.
- Sabréis con certeza qué comida queréis, cuándo la queréis y cuánta queréis, pero satisfacer este deseo no será excesivamente importante, porque *la vida es demasiado breve para obsesionarse por la comida.*

Esta lista es una simple muestra de lo que ocurre de manera natural cuando salís por fin del estado de carestía biológica. Paradójicamente, se tarda mucho en reaprender estas cosas antes de que comer vuelva a ser fácil. Pero se puede hacer. Y por Júpiter que os ayudaré a conseguirlo, aunque sea lo último que haga.

EL SUPERMITO DE LA OBESIDAD

Una dieta es una cura que no funciona para una enfermedad que no existe.

SARA FISHMAN Y JUDY FREESPIRIT

Nos han enseñado que estar gordos y el exceso de peso es poco sano. Es lo que ha aprendido todo el mundo, *incluso* nuestro médico. Forma parte de nuestro *sistema de creencias colectivas*. En realidad, ni siquiera lo cuestionamos: sabemos que es cierto y ya está. Gordo = malsano. Ahora bien, la ciencia no apoya esta opinión. Hay muchos estudios que revelan que el peso y la salud no están tan relacionados como nos han dicho, y que la solución *no* es hacer dieta[3].

---

3. T. Mann, *Secrets from the eating lab*, HarperCollins, Nueva York, 2015.

Linda Bacon, autora de *Health at every size* y *Body respect*[4], ha investigado este tema con increíbles resultados. Doctorada en fisiología y licenciada en psicología y metabolismo del ejercicio, cuando se doctoró se comprometió a no aceptar ni un centavo de la industria de la alimentación, las empresas farmacéuticas y las clínicas de adelgazamiento. Empezó a investigar la pérdida de peso hace décadas, con objeto de averiguar la manera de perder peso sin recuperarlo, pero acabó advirtiendo que las dietas y el ejercicio asociados a ello siempre producían el efecto contrario a largo plazo. Las personas perdían peso al principio, pero luego lo recuperaban (a veces con algunos kilos de propina), casi sin excepción. A veces incluso engordaban cuando aún seguían cumpliendo religiosamente la dieta y el régimen de ejercicios que les habían permitido adelgazar al comienzo. Bacon empezó a darse cuenta de que nuestros presupuestos culturales sobre la facilidad para perder peso carecían de fundamento, así que organizó un estudio para analizar en profundidad los presupuestos en cuestión.

El estudio, que se llamó como el libro, *Health at Every Size* («Salud para todas las complexiones»), consistió en observar durante dos años a dos grupos de mujeres que según el IMC (índice de masa corporal) se consideraban obesas (más abajo hablaremos de este polémico concepto). Al primer grupo lo llamaré grupo con dieta. Estas mujeres siguieron un protocolo normal para perder peso, con una dieta baja en calorías y mucho ejercicio. El protocolo había sido escrupulosamente reglamentado y fue dirigido por una de las máximas expertas en obesidad del país. Las mujeres comprendían todos los detalles del plan y recibieron información exhaustiva con el fin de que tuvieran todo lo que necesitaban para seguir adelante.

Al segundo grupo lo llamaré grupo intuitivo. A estas mujeres *no* se les dijo que iban a perder peso, sino que aprendieran a aceptarse como eran. Empezaron aprendiendo a comer de manera instintiva, muchas después de estar años a dieta. Se les enseñó a escuchar sus

4. L. Bacon y L. Aphramor, *Body respect*, BenBella, Dallas, 2014.

deseos e insinuaciones del hambre. Se las animó a disfrutar de la comida y a comer alimentos que las complacieran. Se ejercitaban en el perdón y el amor a sí mismas, y las orientaban para que no se avergonzaran ni se sintieran culpables por lo que comían y pesaban. Básicamente, las enseñaron a comer de manera intuitiva y sin avergonzarse de nada.

Una colega de Linda tuvo miedo de que el grupo intuitivo enfermara, así que insistió para que a los tres meses de comenzado el estudio se tomara la presión sanguínea y se analizaran los lípidos en sangre de las mujeres que no seguían ninguna dieta; si los resultados eran peores que al inicio, se interrumpiría el estudio. Linda accedió y a los tres meses se les hicieron analíticas, pero no se vio nada malo en ellas, así que las mujeres siguieron comiendo lo que les apetecía.

He aquí lo que ocurrió en el estudio de dos años de duración: al principio, el grupo con dieta perdió mucho peso y sus indicadores de salud mejoraron, tal como todos supusimos que ocurriría. La limitación de calorías hace perder peso, y cuando se pierde peso mejora la salud.

Pero al final de los dos años el 41 por ciento de las mujeres con dieta habían tirado la toalla y las que siguieron en la brecha habían recuperado los kilos perdidos, y algunas más. En conjunto pesaban más que al principio del estudio, y eso a pesar de que todas seguían empeñadas en seguir la dieta.

Más interesante aún es señalar que sus indicadores de salud y su autoestima estaban *peor* que dos años atrás. A los dos grupos se les hacían analíticas para comprobar la presión arterial, el colesterol total, las lipoproteínas de baja densidad (el «colesterol malo»), los síntomas de depresión y más cosas. Tanta dieta para que surtiera el efecto contrario. Y, como podéis imaginar, estas mujeres tenían la moral por los suelos. Así pues, el grupo con dieta terminó los dos años con *menos* salud de la que tenía al comienzo, aunque sus partícipes se habían ceñido al plan previsto. Hacer dieta no solo las había engordado, sino que les había estropeado la salud.

¿Y el grupo intuitivo, el de las mujeres que querían vivir saludable y felizmente tal como eran? Al cabo de dos años, este grupo, tomado en conjunto, no perdió peso; sin embargo, sus indicadores de salud (la presión arterial, el colesterol total, las lipoproteínas de baja densidad, los síntomas de depresión, etc.) mejoraron. Aprendieron a vivir, a moverse y a comer intuitivamente, aprendieron a perdonarse, realizaron actividades que les gustaban y acabaron más sanas *sin* perder peso, aunque siguieron estando «obesas» según el IMC (índice de masa corporal). Consiguieron mejorar su salud sin perder ni un gramo de peso.

Esto echa por tierra dos mitos culturales profundamente arraigados. Primero, revela que las dietas no funcionan a largo plazo. Por mucho apoyo y fuerza de voluntad que tengamos, y por muy escrupulosamente que nos ciñamos al programa de la dieta, la biología y el metabolismo reaccionan y contraatacan. Creemos que las dietas funcionan porque perdemos peso *al principio* y nuestra salud mejora *al principio*. Por eso, cuando las cosas se tuercen y la dieta nos estalla en la cara, suponemos que la culpa es nuestra. No entendemos los efectos a largo plazo: la recuperación del peso, lo malo que es para la salud y el metabolismo y el hecho de que entramos en un desdichado ciclo de autoacusaciones y sentimientos de culpa. En realidad, quien dirige toda la función entre bastidores es el sistema regulador del peso de nuestro cuerpo.

El otro mito que se desmorona es la idea de que la delgadez es salud y la gordura no. Los dos grupos de mujeres que he descrito nos indican que no podemos inferir la salud de nadie por su peso o su complexión. No podemos adivinar las costumbres de una persona mirándole la nariz. Muchas personas gordas se ponen a dieta —porque les dicen continuamente que se pongan— y, aunque se esfuerzan mucho, no consiguen adelgazar. *No podemos saber nada* con solo mirar a las personas.

El peso tampoco controla nuestra salud tanto como creemos. El estudio «Salud para todas las complexiones» nos dice que cambiemos nuestros objetivos y, en vez de buscar el adelgazamiento, busquemos costumbres más sanas y optimistas. Nuestras costumbres determinan la salud que podemos controlar, y la genética y otras variables sociales, emocionales y ambientales determinan el resto.

Acusar a las personas de su estado de salud no es justo ni productivo, porque las curaciones *no* son fáciles, ni baratas, ni sencillas. ¿Verdad que sería estupendo que la salud fuese algo tan simple como comer y hacer un poco de ejercicio? Pero no lo es. No hay medios infalibles para evitar las enfermedades. Entre los fanáticos de la salud los hay que enferman de cáncer o que sufren cardiopatías. Y los médicos y los científicos no se ponen de acuerdo sobre el método más sano de comer.

Queremos estar sanos, eso ni se discute. Naturalmente. Pero el problema no es quererlo, sino desconocer hasta qué punto no está en nuestras manos. Es no saber que vivir es empezar a morir, y que si pudiéramos controlar el proceso, la ancianita italiana de 106 años que fumaba, no se privaba de comer pasta todos los días y decía que el secreto de su longevidad había consistido en «no casarse otra vez» no sería la única centenaria: *lo seríamos todos*. Y atribuiríamos nuestra longevidad a los hongos de Manchuria o a las coles de Bruselas, y nos quedaríamos tan anchos. Pero la vida no funciona así. Y la salud y la longevidad tampoco dependen de este o aquel producto.

Hay muchos estudios que revelan que personas que el IMC pone en la categoría de obesas viven más que otras personas que tienen un peso «normal»; *y* que personas moderadamente obesas viven por lo menos tanto como las que tienen un IMC «normal». Para que os enteréis[5].

Los estudios sobre pérdida de peso se fijan pocas veces en las consecuencias a largo plazo para la salud o en la recuperación del peso *con el tiempo*, porque resulta difícil y costoso. Por lo general se concentran en el adelgazamiento y la mejoría inmediatos y a corto plazo, que son efectos transitorios.

A continuación daré unos cuantos consejos útiles para las personas que sigan creyendo que no estar a dieta atenta contra la salud:

---

5. *Ibid.*

Uno de los principales factores que determinan el peso es la genética[6]. Todos tenemos *set points*, márgenes de peso que el cuerpo trata de mantener. Por mucho que comamos y nos movamos, nuestro cuerpo siempre querrá estar dentro de los márgenes que le corresponden, ya que unas personas son más altas y otras son más bajas. El cuerpo adapta el metabolismo para mantenernos dentro de los márgenes de nuestro *set point*[7]. Sabemos que ponernos a dieta amplía estos márgenes[8]. Lo cual significa que el cuerpo tendrá una nueva medida de la normalidad dentro de un ámbito más grande. Eso se llama supervivencia.

Una de las mejores cosas que podemos hacer por nuestra salud es ejercicio, pero *con moderación*[9]. Hacer ejercicio no significa hacer movimientos dolorosos que nos hagan sufrir. Lo mejor es hacer ejercicios que nos gusten y nos dejen satisfechos, no que nos castiguen. Demasiado ejercicio obligatorio[10] no es bueno para el cuerpo ni para la longevidad[11]. Al igual que las dietas, el ejercicio no cambia necesariamente el peso a largo plazo.

La posición social y la sensación personal de poder influyen en nuestra salud incluso más que nuestras costumbres[12]. Tener autono-

---

6. «23andMe releases first-of-its kind genetic weight report», *23andMe*, 2 de marzo de 2017: https://blog.23andme.com/23andme-and-you/23andme-releases-first-of-its-kind-genetic-weight-report/

7. T. Mann, «You should never diet again: The science and genetics of weight loss», *Salon*, 12 de abril de 2015: https://www.salon.com/2015/04/12/you_should_never_diet_again_the_science_and_genetics_of_weight_loss/

8. Bacon y Aphramor, *Body respect*.

9. A. Park, «When exercise soes more harm than good», *Time*, 2 de febrero de 2015: http://time.com/3692668/when-exercise-does-more-harm-than-good/

10. R. J. S. Costa, R. M. J. Snipe, C. M. Kitic y P. R. Gibson, «Systematic review: Exercise-induced gastrointestinal síndrome: Implications for health and intestinal disease», *Alimentary Pharmacology and Therapeutics* 46 (7 de junio de 2017): https://doi.org/10.1111/apt.14157

11. «Too much prolonged high-intensity exercise risks heart health», comunicado de prensa de la American Association for the Advancement of Science, 14 de mayo de 2014: https://www.sciencedaily.com/releases/2014/05/140514205756.htm

12. American Psychological Association, «Work, stress and health & socioeconomic status»: https://www.apa.org/pi/ses/resources/publications/work-stress-health

mía y control sobre nuestra jornada, nuestro trabajo, nuestras actividades, nuestro dinero y nuestra vida suelen aumentar nuestra satisfacción, lo cual influye muchísimo en nuestra salud general. Del mismo modo, la angustia que produce estar marginados o sentirnos impotentes, avergonzados o víctimas de prejuicios es fatal para la salud[13], pesemos lo que pesemos e *incluso comamos lo que comamos.* El trato que nos dan y que nos damos afecta a nuestra salud.

Sentir que no tenemos ningún poder sobre nuestra vida puede estropearnos la salud incluso más que los hábitos relacionados con la salud[14]. Es tremendo. Ser discriminados, incluso *creer* que nos discriminan[15], es terrible para la salud. Y las experiencias traumáticas que escapan totalmente a nuestro control también pueden influir decisivamente en nuestra salud a largo plazo. Por ejemplo, entre los supervivientes de los campos de concentración nazis hubo muchísimos casos de fibromialgia, incluso décadas después[16]. Y los niños que han sufrido malos tratos tienen de adultos mayor propensión a tener trastornos del sistema inmunológico[17].

Todo esto quiere decir que nos hemos pasado la vida culpándonos de nuestra salud y nuestro peso cuando en realidad dependen de

---

13. M. Seeman y S. Lewis, «Powerlessness, health and mortality: A longitudinal study of older men and mature women», *Social Science and Medicine* 41 (agosto de 1995): https://www.ncbi.nlm.nih.gov/pubmed/?term=Powerlessness%2C+health+and+mortality%3A+A+longitudinal

14. V. Felitti y otros, «Relationship of childhood abuse and household dysfunction to many of the leading causes of death in adults», *American Journal of Preventive Medicine* 14 (mayo de 1998): https://www.ajpmonline.org/article/S0749-3797(98)00017-8/fulltext

15. E. Pascoe y L. Richman, «Perceived discrimination and health: A meta-analytic review», *Psychological Bulletin* 135 (julio de 2009): https://www.ncbi.nlm.nih.gov/pmc/articles/PMC2747726/

16. J. N. Ablin, H. Cohen, M. Eisinger, and D. Buskila, «Holocaust survivors: The pain behind the agony; increased prevalence of fibromyalgia among Holocaust survivors», *Clinical and Experimental Rheumatology* 28 (noviembre-diciembre de 2010): https://www.ncbi.nlm.nih.gov/pubmed/21176421

17. K. Schultz, «Are childhood trauma and chronic illness connected?», *Healthline,* 18 de septiembre de 2017: https://www.healthline.com/health/chronic-illness/childhood-trauma-connected-chronic-illness muchos factores que escapan a nuestro control. Lo cual significa a su vez que los cambios sociales, la amabilidad y poder dirigir nuestra propia vida son más útiles e importantes para la salud colectiva que ninguna «guerra a la obesidad». Hay gordos sanos y gordos malsanos, gente esbelta sana y gente esbelta malsana. Perder peso no garantiza la salud, y menos si vivimos la pérdida como un castigo.

El estudio «Salud para todas las complexiones» nos abre los ojos y nos libera, pero también puede asustar. Porque lo que muchas personas entienden es: «¿Quieres decir que, aunque aprenda a comer normalmente, voy a tener este cuerpo el resto de mi vida?» Es importantísimo entender que no podemos controlar el peso a largo plazo. Lo habéis intentado. Seguís intentándolo. Y si estás leyendo este libro, es muy probable que todo se os haya ido de las manos: por eso estáis aquí.

La buena noticia es que cuanto más alimentado tengáis el cuerpo, mejor os responderá, tendréis más salud y vuestro peso y vuestro apetito estarán más estables. Los cuerpos acaban estando donde deben estar cuando *dejamos* de esforzarnos por controlar el peso. Lo único que podemos controlar con eficacia es el modo de tratarnos y cómo aprender a comer normalmente. Y cuanto antes aceptéis que quien manda en vuestro peso es vuestro cuerpo, antes mejorará vuestra salud y vuestra vida.

¿ADIVINÁIS QUÉ INDUSTRIA GANA 60.000 MILLONES AL AÑO?

Pensad en el dinero que habéis gastado tratando de adelgazar. En los libros que habéis comprado. En los programas y los cursillos a los que os habéis apuntado. En la cantidad de barras de proteínas que habéis consumido. En los cachivaches que habéis adquirido para medir esta o aquella actividad. En los kilos de harina de almendra que habéis tenido en la despensa. ¿Cuánto dinero habéis regalado al complejo industrial dietético? ¿Y *qué* habéis conseguido a cambio? ¿Tal vez neurastenia crónica? ¿Una creciente desconfianza en vuestro apetito, al parecer insaciable?

El complejo industrial dietético se compone de programas para perder peso (como Weight Watchers y SlimFast), laboratorios farmacéuticos y compañías médicas que producen fármacos para adelgazar, complementos vitamínicos o técnicas, y empresas varias que venden *belleza* y «salud». Estas empresas se enriquecen a costa de personas que creen que son adictas a la comida y que perder peso es la solución de todos sus problemas. Y se aprovechan de que nos sentimos inseguras, de que odiamos nuestro cuerpo y de que estamos convencidas de que con unos cuantos kilos menos seremos las mujeres que *queremos ser* y de que con unos cuantos kilos más seremos monstruos.

Lo que quieran que creamos es lo de menos, aquí no hay beneficencia ni filantropía, aquí solo hay *negocio*. Los demás les importamos muy poco. No se comprometen a no perjudicarnos. Y estas empresas se embolsan centenares de millones porque sus productos y soluciones *no funcionan a largo plazo*. Porque si funcionaran, bastaría comprar un libro o asistir a un cursillo y saldríamos «curadas» para siempre. En ese caso, las compañías nos perderían como clientes y dejarían de ganar dinero.

Podría parecer que estas compañías que venden productos o tratamientos para adelgazar aparecieron como respuesta a alguna «epidemia de obesidad», pero cuando miramos las fechas vemos que podría decirse lo contrario. La «epidemia de la obesidad» apareció a mediados de la década de 1980, cuando hacía decenios que la gente venía utilizando el tabaco, las anfetaminas, la efedrina y el Dexatrim para suprimir el hambre, y la dieta a base de pomelo en los años treinta, y la dieta a base de sopa de repollo en los cincuenta. Weight Watchers apareció en los años sesenta y SlimFast unos diez años después. Pero el número de estadounidenses «obesos» no se disparó hasta las décadas de 1980 y 1990, cuando se multiplicó por dos entre los adultos estadounidenses[18]. Todos suponemos que se debe, por una parte, a la mala suerte y por otra a nuestro estilo de vida sedentario, pero es que el ejercicio se puso de moda precisamente en los años ochenta y noventa, época en que las comidas sin grasa y la sacarina eran el último grito. Luego se puso de moda todo lo que era bajo en calorías, pero la «obesidad» ha seguido creciendo a pesar de la fiebre de las dietas. ¿Veis cómo no salen las cuentas? *Primero* se difundió la fiebre colectiva de las dietas y *luego* llegó el aumento de peso colectivo, seguramente a causa de las dichosas dietas y de que comemos fatal.

Las empresas comercializadoras de belleza, de salud y de adelgazamiento vienen diciendo a las mujeres lo que es aceptable y atractivo desde que existen las empresas de márketing. Y todas hemos mordido el anzuelo como tontas. Todas queremos estar guapas y hacemos lo que sea porque nos enseñan que es muy importante para nuestra felicidad futura, nuestro trabajo, nuestra vida amorosa y la imagen que queremos tener en Instagram. Pero es más probable que las dietas y las insatisfacciones corporales sean la *causa* del aumento de peso, y no la solución. Hacer dieta está directamente relacionado con el descontrol alimentario de las personas.

Pero las empresas que venden métodos de adelgazamiento se han presentado siempre como los buenos de la historia. ¡Quieren ayudarnos a adelgazar, a tener salud y felicidad! Weight Watchers quiere darnos una nueva imagen porque su único deseo es que vivamos la mejor de las vidas posibles. ¿No te fastidia? Pero si les importamos un pimiento. ¿De veras creéis que están en este mundo para salvarnos de nosotras mismas? Si se han pasado la vida perpetuando nuestros prejuicios culturales contra la «obesidad», creando productos y programas que solo funcionan temporalmente para asegurarse de que volveremos una y otra vez en busca de la droga mágica.

---

18. «Pounding away at America's obesity epidemic», transcripción de *Fresh Air*, programa de la NPR (Radio Pública Nacional), 14 de mayo de 2012: https://www.npr.org/2012/05/14/152667325/pounding-away-at-americas-obesity-epidemic

Una verdad aterradora es que las compañías que venden programas y productos para adelgazar también tienen mucho poder para dictar políticas y a menudo financian los estudios que utiliza la comunidad médica. Y muchas compañías fabricantes de productos adelgazadores promueven a determinados médicos y patrocinan determinadas iniciativas sanitarias. Un ejemplo es lo mucho que dependemos del camelo ese del índice de la masa corporal.

El IMC no tiene en cuenta los factores reales de la salud. No nos dice nada sobre presión sanguínea, niveles de glucosa, hormonas, metabolismo, fuerza, resistencia, densidad ósea, colesterol, inmunidades, respiración celular…, nada. Es simplemente una ecuación matemática: el peso en relación con la estatura, y lo publicó por primera vez una compañía de seguros en 1959 para justificar sus precios. Los científicos lo criticaron, porque la relación en que se basaba no podía emplearse para hacer diagnósticos individuales.

Pero a los médicos y a las compañías de seguros les gustó la sencillez de la ecuación y los Institutos Nacionales de la Salud emplearon ampliamente los parámetros del IMC en 1985. En 1998, la Organización Mundial de la Salud sugirió al International Obesity Taskforce, un organismo dedicado a combatir la «obesidad» en todo el mundo, que creara un Índice de Masa Corporal actualizado. Y las principales financiadoras del International Obesity Taskforce eran entonces dos compañías farmacéuticas que monopolizaban los productos adelgazantes que había en el mercado. El equipo del IOT cambió los valores del IMC a su antojo y millones de norteamericanos que la víspera tenían un peso normal estaban gordos al día siguiente[19]. *Muchísimas* gracias, cabilderos de los pasillos del poder.

Se trata pues de un baremo arbitrario, dado que muchos estudios han revelado que los índices de masa corporal altos tienen en reali-

19. F. Q. Nuttall, «Body Mass Index: obesity, BMI and health: A critical review», *Nutrition Today*, 7 de abril de 2015: https://www.ncbi.nlm.nih.gov/pmc/articles/PMC4890841/

dad índices de mortalidad *bajos*[20]. Y muchos estudios han revelado que hay una estrecha relación entre la pérdida de peso o el ejercicio excesivo y la mala salud, la liberación de abundantes «hormonas del estrés» y el aumento de la mortalidad[21]. Y *a pesar de todo esto*, a la gente se le sigue diciendo que está enferma porque tiene sobrepeso según su IMC, aunque las personas en cuestión respiren salud por todos los poros. En el fondo, no pasa de ser una suposición. «Ah, ¿estás en la categoría de las gordas? Entonces **tienes** que estar muy mal, chica.»

Es tentador comparar el complejo industrial dietético (o Consorcio de la Dieta) con el complejo industrial militar, el Consorcio Farmacéutico, el Consorcio del Petróleo o el Consorcio Tabaquero. Todos están formados por compañías poderosas que se interesan más por los beneficios económicos que por el bienestar de la gente, la seguridad o el futuro del planeta, y tienen recursos para cambiar las políticas y la opinión pública, de acuerdo con sus intereses. En su libro *Dispensing with the truth* («Prescindir de la verdad»), Alicia Mundy lo llama «Obesidad, Sociedad Anónima», y habla de los millones de dólares que Weight Watchers y otros grupos han dado a Shape Up America! («¡Entra en vereda, América!»), una organización que era parte de una estrategia para transformar la gordura en enfermedad y que fuera «tratada» por las industrias farmacéutica, dietética y médica. Ese es el motivo por el que tiendo a poner la palabra «obesidad» entre comillas. Porque es un invento de los cabilderos.

---

20. K. Flegal y K. Kalantar-Zadeh, «Overweight, mortality and Survival», *Obesity 21* (septiembre de 2013): https://onlinelibrary.wiley.com/doi/full/10.1002/oby.20588. M. Harrington, S. Gibson y R. Cottrell, «A review and meta-analysis of the effect of weight loss on all-cause mortality risk», *Nutrition Research Reviews* 22 (junio de 2009): https://www.cambridge.org/core/journals/nutrition-research-reviews/article/a-review-and-meta-analysis-of-the-effect-of-weight-loss-on-all-cause-mortality-risk/26226C6DF1BA32BEB00AAC87FC416667

21. L. Bacon y L. Aphramor, «Weight science: Evaluating the evidence for a paradigm shift», *Nutrition Journal* 10 (enero de 2011): https://nutritionj.biomedcentral.com/articles/10.1186/1475-2891-10-9

Nuestros prejuicios culturales sobre el peso están tan arraigados que ni siquiera la comunidad científica está libre de ellos. Los prejuicios pueden torcer las interpretaciones y los datos que se hacen públicos; el hecho se llama información sesgada. La élite científica o los mismos investigadores pueden arrinconar resultados porque no coinciden con lo que se considera la verdad en ese momento[22]. Cuando los científicos publican datos, su reputación está en juego, y los que encuentran resultados que no coinciden con las creencias dominantes se pueden quedar sin el puesto que ocupan, sin financiación o fuera de los comités de investigación.

Y no solo eso, sino que casi todos los estudios que se citan sobre el peso y la obesidad son los que se han llevado a cabo con dinero de las compañías farmacéuticas y dietéticas. Incluso los promovidos por médicos y el Gobierno han sido financiados por el Consorcio de la Dieta. Y cuando los resultados no dicen lo que las compañías quieren oír, las compañías no les hacen el menor caso.

Las compañías de productos parafarmacéuticos también invierten decenas de millones de dólares en cabildear para que se aprueben productos rechazados previamente (porque eran perjudiciales o, simplemente, porque no funcionaban). Las compañías de productos parafarmacéuticos dan muchísimo dinero a grupos médicos y a profesionales de la medicina para que animen a sus pacientes a consumir productos dietéticos[23]. El National Obesity Forum del Reino Unido estuvo parcialmente patrocinado por una serie de compañías farmacéuticas que *casualmente* fabricaban los mismos productos que los médicos recomendaban para combatir la «epidemia de obesidad»[24]. El conflicto de intereses es brutal, pero es un fenómeno que aparece continuamente en el mundo de las altas finanzas, y el Consorcio de la Dieta no es una excepción.

---

22. A. Carroll, *The bad food Bible,* Houghton Mifflin Harcourt, Nueva York, 2017.

23. C. Jones, J. Fauber y K. Fiore, «Slippery slope: $$ in, diet drugs out, how five drugs came to market», *MedPage Today,* 19 de abril de 2015: https://www.medpagetoday.com/special-reports/slipperyslope/51058

24. P. Marsh y S. Bradley, «Sponsoring the obesity crisis», Social Issues Research Centre, 10 de junio de 2004: http://www.sirc.org/articles/sponsoring_obesity.shtml

En términos generales, el Consorcio de la Dieta nunca ha estado de nuestra parte. Nunca lo ha estado. En el fondo está tan corrompido como las compañías petroleras que en la década de 1950 sobornaban a ciertos científicos para que declararan que la gasolina con plomo no era perjudicial (¡jo, jo, jo!) ¿Y no os acordáis de aquellos anuncios de tabaco que nos enseñaban que casi todos los médicos fumaban Camel?

No cuento estas cosas para deprimiros: lo único que quiero es que utilicéis la verdad como arma. Para liberarnos de la fastidiosa dependencia de la comida y la línea tenemos que empezar desarticulando las mentiras que nos cuentan. Tenemos que empezar por ser nuestros propios abogados defensores, tanto en el consultorio del médico como delante de esas personas que se ponen a decir tonterías sobre el adelgazamiento y la salud. Quien quiera solucionar su hambre desmesurada sin echar al elefante de la cacharrería —el hecho de vivir el propio peso como un drama existencial—, no conseguirá liberarse ni sabrá comer con sentido común. Todo está relacionado.

ESA PALABRA QUE EMPIEZA POR G

Hablemos ya de la palabra más importante y polémica de este libro, esa que empieza por g: la *gordura*. Voy a hablar de *gordura*, de gordas y gordos, y quiero explicar por qué. Se ha convertido en una palabra muy tendenciosa porque creemos que estar o ser gordos es una de las peores cosas que nos pueden suceder. Damos por sentado que utilizarla es automáticamente un insulto porque durante mucho tiempo se ha empleado como tal. En el siglo XIX, mucho antes de que se especulara sobre la salud de los gordos, estos eran vistos como gente poco elegante, pero también como personas *más sanas* que la gente delgada[25] (seguramente porque en muchos casos era así).

---

25. Amy Erdman Farrell, *Fat shame: Stigma and the fat body in America*, New York University Press, Nueva York, 2011.

En la actualidad seguimos pensando que tener prejuicios contra la gordura es una actitud más o menos aceptable, porque creemos que la culpa de estar gordos es de los propios gordos, que su peso y su volumen revelan cómo son como personas, y en consecuencia los juzgamos y nos ensañamos con ellos para desahogar nuestra propia desdicha.

No hace falta señalar que es muy cruel decir que el volumen de una persona depende totalmente de ella, y más cruel aún poner a un ser humano como un trapo o hacer juicios de valor sobre su salud basándonos en su aspecto. Es una falta de respeto intolerable y siempre lo será, sea cual sea la información de que dispongamos. Juzgamos a los gordos continuamente, los miramos mal, los médicos los rechazan, sufren prejuicios laborales y encima hacemos un sinfín de chistes sobre ellos. Y todos pensamos que si nos lo proponemos, si nos esforzamos seriamente para no estar gordos, evitaremos la desdicha de estarlo. *Podemos* evitar que hagan chistes sobre nosotras y que nos llamen vacas, focas o ballenas.

Nuestra relación con el peso y el miedo a engordar es una de las principales causas de nuestra relación enfermiza con la comida. *Eliminar* la palabra «gordo/a», así como el estereotipo corporal, es un paso importantísimo para solucionar nuestra relación con la comida. Pesemos lo que pesemos, el miedo a engordar amarga la vida a todo el mundo.

Hay muchas gordas que reivindican la palabra. Y es que, a diferencia de otras como *regordeta* y de expresiones como *con curvas*, no se trata de un eufemismo. La palabra *gorda/o* puede ser neutral. Eso no significa que a todas las gordas les guste que las llamen gordas, sobre todo porque aún se utiliza mucho como un insulto, pero hay una esfera en la que determinadas personas se consideran gordas y tratan de eliminar el sentido peyorativo de la palabra y de la imagen física.

Expresiones como *obeso* y *con sobrepeso* entrañan juicios de valor, son expresiones con connotaciones patológicas, ideadas básicamente por el Consorcio de la Dieta para sacar dinero. Así que no las utilizaremos, *a menos* que nos refiramos a estudios que empleen directamente el IMC, y cuando lo hagamos, las pondremos entre comillas.

Dicho lo cual, aclararé que yo no estoy gorda y no puedo hablar en nombre de las gordas. Pero recomiendo que se escuche lo que la gente gorda tiene que decir sobre sus experiencias. Por el momento seguiré utilizando la palabra *gorda/o*. Parafreseando a Hermione Granger, el miedo a una palabra aumenta el miedo a aquello que designa. Apliquémonos el cuento.

¿Y SI LA DIETA ES COSA DE SECTAS?

¿No habéis notado que los fanáticos de las dietas se comportan como si fueran miembros de una secta? Me costó algún tiempo advertir el paralelismo, porque yo formaba parte de la secta, y a los miembros de las sectas nunca se les ocurre que son lo que son.

Seas persona religiosa o no, puede resultarte muy esclaracedor fijarte en el parecido que hay entre las dietas y las religiones y en los papeles sociales que desempeñan. Para bien o para mal, y esto dependerá de tus creencias personales, la sociedad actual es menos religiosa que antes y, en cierto modo, *hacer dieta* cumple un papel parecido al que antaño cumplían las religiones. Para muchas personas, hacer dieta es como practicar una religión, y la comida y el peso parece que tienen una función moral.

Si miramos el aspecto *positivo* de las religiones, vemos que ofrecen unidad, orden, rituales y una tendencia a obrar bien y a difundir el amor, la espiritualidad, la salud, la tolerancia y la caridad.

Si miramos el aspecto negativo, vemos que las religiones han impuesto dogmas, han explotado el sentido del pudor, han propiciado el miedo al otro, a las personas que no son como nosotros. Los creyentes empiezan a comportarse como si poseyeran el secreto de la verdad única. Han llegado a la conclusión de que su actitud es la única legítima y que los demás están equivocados. Y piensan: «Tenemos que convertir a los infieles que aún no han visto la luz y sacarlos del error en que viven».

Es la superioridad moral de que nos revestimos para sentirnos temporalmente seguros. Y a lo largo de la historia se han cometido en nombre de la religión multitud de actos que servían para desahogar los instintos más turbios de la humanidad. Quemar brujas. Emprender guerras santas. No hacer pasteles para personas cuya vida personal no coincide con la nuestra.

¿En qué se parece esto a hacer dieta? Las dietas prometen salud, orden, pureza, seguridad, nutrición, a veces conciencia ambiental y —cosa que esperamos todos— una vida mejor.

Pero las dietas alimentan exactamente el mismo miedo que originan las guerras santas: «Poseo la verdad, poseemos la verdad y vosotros no. Obramos bien y vosotros obráis mal. Seguimos el camino recto y verdadero de la vida. Esta forma de vivir me mantiene a salvo y en el camino de la verdad. Es necesario que oigas la palabra santa del aceite de coco y obedezcas mi ley del aceite de coco».

«No como cereales porque soy inteligente, tengo información y soy responsable. Lo sé TODO sobre el ácido fítico y tú deberías saberlo también, porque estás como una cerda y comes mil PORQUERÍAS.»

Predicamos, difundimos la buena nueva y de modo extraño, gracias a las dietas, buscamos la salvación y la vida eterna. Es nuestra forma de convencernos de que estamos a salvo. Hace que nos sintamos mejor por el momento porque al menos obramos mejor que los demás. Es el lado oscuro de la naturaleza humana representado por una nueva secta.

¡Y permitidme que os diga algo! Yo también he pertenecido a algunas sectas dietéticas. (Sobre todo a través de foros dietéticos *online*.) ¡He sido discípula! He difundido *la palabra*. He bebido refrescos probióticos efervescentes. He pagado las cuotas obligatorias para ser de las elegidas (30 dólares por un frasco de mantequilla de almendra cruda germinada). He sido una imbécil. Estaba llena de prejuicios. Pensaba que estaba poseída por el demonio del azúcar refinado y de la adicción a la comida. *He estado allí* y tengo información de primera mano.

Sé lo que se siente cuando se *cree*. Sé lo que se siente cuando se piensa que nuestra secta, en fin, no es una secta. Pero sé lo que se siente cuando se cree que nuestra dieta es *la verdad*. Sé la seguridad que se siente cuando se obedece un plan y se espera con toda la fe del mundo y se cree que se cumplirán todas las promesas.

Y todo esto por miedo. Miedo a lo desconocido. Miedo a la muerte. Miedo a la imperfección. Miedo a perder el control. Miedo a envejecer. Miedo a no tener seguridad. Miedo a los pecados de la carne. En todo esto hay tristeza, soledad y aislamiento, pero es muy humano.

Parte del problema principal que representan las industrias dietéticas y de la belleza (y muchas otras que capitalizan nuestras inseguridades) es que explotan nuestros miedos. Quieren que creamos que no estamos bien como estamos y somos. Quieren que creamos que las necesitamos para salvarnos.

Ahora bien, si una parte de ti se fija en mí y espera ser al final como yo, o mira a otros y espera ser al final como ellos, entonces es que tienes una mala costumbre de la que me gustaría que fueras consciente. Es una costumbre muy humana, la tenemos todos, pero no sirve para nada. Precisamente, lo que nos mete en este atolladero es querer ser *otra persona*.

La mejor parte de tu personalidad es seguramente la que más confía en ti, la que es capaz de relajarse y ser sociable en esos momentos, y la que sabe buscar momentos de serenidad cuando lo necesitas. Una parte que sabe ser espontánea cuando te conviene, que quiere ocupar un espacio, expresarse, aceptar retos, aprovechar tu creatividad, que no tiene miedo del desorden ni de la imperfección y en todo momento se siente felizmente humana.

Algunas personas no se atreven a continuar con «Al Diablo con las Dietas» porque no saben si en el fondo se gustan como son en realidad. No saben si esas personas son en realidad especiales, interesantes y atractivas. Lo entiendo, sí, lo entiendo. Es un miedo que da que pensar. Gracias a los ingentes mensajes insidiosos de los medios, de los cuentos de hadas, de la familia, de las relaciones anormales, de otras mujeres inseguras o de las compañías especializadas en dietas, en productos parafarmacéuticos, en modas, en belleza, gracias a todo esto nos cuesta sentirnos bien como somos, nos cuesta creer que no necesitamos cambiar o convencer a otras personas. Volveremos sobre estos temas más adelante.

Me gustaría sacaros de las sectas dietéticas, pero no voy a meterme con Dios. Respeto mucho la espiritualidad y «lo que los demás entienden por Dios». Pero cuidado con los dogmas. Las cosas van mal cuando sientes mucho miedo, cuando tienes prejuicios y cuando te crees moralmente superior a los demás.

En este punto me veo obligada a decir que, si alguien empieza a convertir «Al Diablo con las Dietas» en una especie de secta —y me mete a mí por medio—, es el momento de recordar que aquí *solo mandas tú*, y que tu intuición es la que lo dirige todo.

VAMOS A ACLARAR ESO DE LAS DIETAS

Poco antes de ver la luz y de que se me revelara «Al Diablo con las Dietas», yo estaba con la dieta paleolítica y me subía por las paredes porque no hacía más que comer plátanos. Estaba de vacaciones y me atracaba diariamente de paleolíticas galletas de jengibre y paleolíticos pasteles de calabaza con miel.

Mi tónica había sido la siguiente durante diez años: seguía escrupulosamente una dieta un par de meses, o diez meses, y al final acababa muerta de hambre y pensando en la comida. Entonces consumía a manos llenas los alimentos «permitidos» y normalmente me daba un atracón a media noche. Me enfadaba conmigo misma y todas las mañanas me esforzaba por recuperar el control. Al final, con el corazón roto, abandonaba la dieta de turno, porque no me impedía los atracones ni me había curado la adicción a la comida, y empezaba otra dieta.

Y así una y otra vez: ganaba peso porque ni siquiera podía soportar una razonable dieta paleolítica, baja en carbohidratos, como la que al parecer seguían nuestros antepasados de aquellos tiempos. *¡No daba pie con bola, Manola!*

Tuve el primer presentimiento de que algo iba realmente mal, al margen de la adicción a la comida que yo misma me había diagnosticado, cuando empecé a pasearme delante del espejo y a tener reacciones opuestas en cuestión de minutos. Me paseaba y pensaba: «Bah, pero si en realidad estoy delgada…, lo cual no deja de ser extraño. Con todas las galletas de jengibre que comí anoche en la cama, no he engordado ni cinco kilos».

Unos minutos después me ponía delante del mismo espejo y me decía: «¡Rayos y truenos! ¿Cómo es posible que esté tan gorda? ¡Fíjate qué cara se me ha puesto!» Y a la mañana siguiente: «Alto, alto, no te precipites, en realidad parezco delgada. ¿Qué está pasando aquí?» Me ponía frenética.

Un mes después tuve lo que vengo llamando «mi revelación». Me estaba mirando en el espejo del lavabo y de pronto lo comprendí todo. Me di cuenta de que mi relación anormal con la comida no iba a cambiar nunca si seguía dentro de aquel ciclo interminable. No iba a cambiar nunca si insistía en que necesitaba adelgazar. En aquel momento vi con toda claridad no solo que hacer dieta resultaba metabólicamente contraproducente, sino también que la causa de mi desdicha era mi relación con la *báscula*.

Fue una dura experiencia lo que vino después de la revelación, pero en aquel instante la decisión era muy sencilla. El sentido común me decía que, si me sometía al proceso, todo se solucionaría por sí solo: la mente, el cuerpo y el espíritu. Nadie podía prometerme que se *resolvería*, pero a un nivel muy profundo sabía que si me armaba de valor, aceptaba tener más peso y daba al cuerpo lo que necesitaba, sería libre.

¿Y SI YA LO HEMOS PROBADO?

Casi todas las personas con quienes trabajo ya han intentado ponerle remedio a su forma de comer. Han hecho la prueba de comer intuitivamente o alguna otra versión de «sé ecuánime» o «escucha a tu cuerpo». Se apuntan al programa «Al Diablo con las Dietas» después de llevarse tantos chascos y de buscar en Google «¿Por qué no funciona lo de comer intuitivamente?» Es verdad. Es la principal frase de búsqueda que conduce a la gente a mi página.

Si ya has intentado ponerle remedio a tu forma de comer sin seguir ninguna dieta y no te ha funcionado, lo más probable es que sea porque no tienes en cuenta tu relación con tu peso y has convertido lo de comer intuitivamente en una especie de dieta. Casi todas las personas pensamos que si nos limitamos a «comer intuitivamente» comeremos como un pájaro, adelgazaremos de manera natural y seremos felices para siempre. Somos muchas las personas que hemos querido solucionar lo del comer sin cambiar al mismo tiempo nuestra relación con la *báscula*. Nuestra gran equivocación es no reparar en la estrecha relación que hay entre nuestras ideas sobre el comer y nuestras ideas sobre el peso.

Antes de la sufrida dieta paleolítica que precedió a «Al Diablo con las Dietas» yo creía que llevaba *seis años* «alimentándome intuitivamente». Creía que comer intuitivamente era lo mismo que comer controladamente porciones sensatas. Creía que «comer como una francesa», cosa que sabía hacer bien, era comer intuitivamente. Pero era el mismo lobo de la dieta con piel de cordero.

Ahora me doy cuenta de que todo el tiempo que creía estar comiendo intuitivamente estaba obsesionada por el peso y me daban miedo casi todos los alimentos, me permitiera comerlos o no. Utilizaba comer de forma intuitiva para comer menos, lo cual produce inevitablemente el efecto contrario.

AHORA MANDAS TÚ (POR FIN)

Pensad en todos los beneficios sobreentendidos que prometen las dietas, aunque no los digan: que si sigues este sencillo plan de cuatro meses serás otra persona, una persona mejor. Come solo alimentos crudos, mira salir el sol todos los días y no solo te pondrás guapa, sino que encima trascenderás el plano terrenal. La promesa es que con muchísima fuerza de voluntad podrás tener un cuerpo perfecto y que, cuando lo tengas, estarás orgullosa de ti misma. Si obedeces las normas de otra persona, todo será al final fácil y perfecto. Y si se te va la mano y engordas, deberías avergonzarte.

Evidentemente, todo esto es un billete para viajar hacia un desastre físico, mental, emocional y existencial.

«Al Diablo con las Dietas» no promete nada de esto. Seguramente no tendrás lo que entendías por cuerpo perfecto. Pero tendrás un cuerpo más sereno, más feliz, sin tensiones añadidas y sin un metabolismo estropeado por las dietas extremas. Y para conseguirlo no tendrás que obedecer las normas de nadie, solo las tuyas. Ni siquiera las mías, porque mi objetivo es ponerte en un lugar donde confíes en tus impulsos, en tu intuición y tu apetito, y los obedezcas, sin la presión absurda que supone estar pendiente del peso y el adelgazamiento.

Hubo una época, antes de las dietas —aunque no te acuerdes ya, tal vez porque eras una niña—, en que sabías comer y no te veías ni te valorabas según el peso ni según lo que comías.

Yo no propongo ni fuerza de voluntad, ni control, ni la búsqueda de la perfección. Propongo, en cambio, que vuelvas a ser lo que eras antes de las dietas, antes de que dejaras de ser tú misma y entraras en el doloroso valle de lágrimas que te ha traído a este libro. La solución dietética era una solución consistente en estar pendientes de lo que otras personas esperan y querían de ti, era un calvario interminable durante el que tratabas con todas tus fuerzas de conseguir el visto bueno de personas que no eran tú misma. Puedes seguir buscando aquel control, eres muy libre de hacerlo, pero seguirá siendo el calvario desdichado, trágico y agotador que ha sido hasta ahora.

El objetivo de este libro es animarte a desaprender todo lo que ha hecho que dejes de confiar en ti misma. Y animarte a que aprendas todo lo que te *permitirá* volver a tener confianza. Esto significa también que este proceso permitirá que te observes y juzgues desde otro punto de vista.

Es importante que entiendas también que aquí no hay soluciones fáciles ni rápidas. El programa «Al Diablo con las Dietas» es una empresa en que hay que poner todo el empeño posible. No es un Milagro Quemagrasas de treinta días al término del cual «serás feliz y estarás guapa para siempre». Tampoco es como esos lápices de labios que no se van y te permiten estar «guapa y seductora todo el fin de semana». Es muy posible que te dé miedo, porque lo que te pido es que te olvides de los salvavidas provisionales con los que hasta ahora te has creído segura y digna de ser apreciada. Lo que te pido es que encuentres fórmulas para valorarte que *superen* el mito de la apariencia y tu afán de convencerte a ti misma y a los demás de que estás impresionante.

* * *

El resto de este libro te ayudará a curar tu relación con la comida y el peso: es decir, te ayudará a vivir de verdad una vida sin dietas.

El programa «Al Diablo con las Dietas» trabaja con cuatro filones, con cuatro partes: la física, la emocional, la mental y una parte final que florecerá cuando hayas recuperado tu vida. Aviso para navegantes: como esto es un libro y no puede decirse todo a la vez, he tenido que poner una cosa detrás de otra, pero el orden no significa aquí prioridad. Lo importante es tenerlo en cuenta todo; de ese modo, el programa resultará más sencillo. Incluso diría que leer dos veces el libro facilitará mucho las cosas. En la primera lectura puedes elegir lo que más te atrae y luego, en la segunda, dedicar más tiempo y atención a los ejercicios. Pero repito que aquí mandas tú. Haz lo que te parezca oportuno.

PARTE FÍSICA

En esta sección le daremos la vuelta a las restricciones físicas y sus efectos biológicos. ¿Cómo? Comiendo. Es la parte que, por lo general, produce más cambios rápidos. Sacar el cuerpo del estado de crisis no es tan difícil ni tan complicado como podría parecer. Lo único que se necesita es comida y descanso. Por suerte, salir del estado de hambre ayuda muchísimo a calmar la obsesión por la comida.

PARTE EMOCIONAL

A continuación hablaremos de las emociones, de lo importante que es recuperar la conciencia de nuestro cuerpo y sentir lo que es normal sentir. Hablaremos del comer emocionalmente, que no es lo mismo que darse un atracón, y de cómo hacerlo *sin* restricciones. En esta sección hablaremos también de otro estado de supervivencia: el viejo colega «huir o pelear» y su relación directa con problemas emocionales no resueltos. Estar dispuestas a sentir todo lo que hemos rehuido y reprimido durante años nos ayudará no solo en nuestra relación con la comida, sino también en todos los demás aspectos de la vida.

PARTE MENTAL

Lo sepamos o no, hemos asimilado muchas normas sobre comer, sobre la alimentación y sobre el peso que no nos sirven para nada. Estas normas se han convertido en creencias y seguramente influyen en todo lo que hacemos, pensamos y sentimos. Lo que creemos tiene mucho poder sobre nosotros, sobre todo si esas ideas acechan en la sombra. Así que en esta sección aprenderemos a ser conscientes de nuestras creencias, descubriremos herramientas para reducir su poder de sugestión y veremos las cosas con claridad otra vez.

PARTE FUTURA QUE FLORECERÁ

Mi objetivo último es que comáis guiándoos por la intuición. Una vez que hayáis abandonado las costumbres aprendidas a la hora de comer, aparecerá una nueva forma de ver las cosas. En esta última sección nos concentraremos en cosas como el descanso, el cuidado de sí mismo, los límites, el indagar lo que realmente te gusta y otros temas. Es donde descubrirás lo que realmente quieres ser sin las cortinas de humo de la comida y el peso.

* * *

A lo largo del libro propongo además cinco herramientas principales que servirán de *elemento de apoyo*. Son sencillísimas y se aprenden en muy poco tiempo, pero son muy importantes. Que no os confunda su sencillez: son elementos decisivos que cambian las situaciones. Son las cinco herramientas que espero que incorporéis a vuestra vida cuando hayáis acabado el libro.

¡Pero! No habrá ninguna solución que valga si nos limitamos a *pensar* en comer y a *pensar* en dejar de controlar la comida; las cosas no hay que pensarlas: hay que *hacerlas*.

Así pues, manos a la obra.

2
¿CÓMO RAYOS LO HAGO?

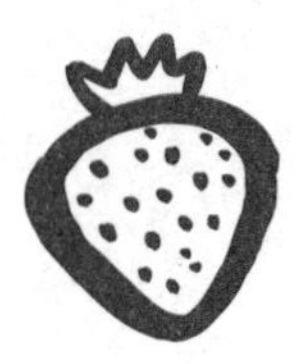

PARTE FÍSICA

Cómo hacer realidad «Al Diablo con las Dietas»:

1. Dejar de ponerse restricciones.
2. Confiar en el propio cuerpo, en el propio apetito y en los antojos.
3. Comer a gusto y normalmente el resto de nuestra vida.
4. Aceptar la vida sin necesidad de ser una sílfide.
5. Tomarse las cosas con calma, divertirse y disfrutar de lo que hay.

Si hacer esto fuera fácil, no habría necesitado escribir el resto del libro. Pero en el fondo nos resistimos a dar estos pasos. En algunos casos hemos estado *decenios* imaginando que la única manera de ser felices y tener salud es mirar con lupa lo que comemos y lo que pesamos, por eso resulta emocionalmente muy complicado y difícil. Tenemos muy arraigados los viejos hábitos, nos inmovilizan antiguos miedos y necesitamos mucha ayuda para salir de todo eso. Tenemos mucho que olvidar, mucho que desaprender.

Empezaremos por la parte más concreta del programa. Es la parte en que salimos *físicamente* del estado de carestía y restricciones. El medio para conseguirlo es muy sencillo: si tienes hambre, come. Más claro, el agua. La dificultad estriba en que nos resistimos a comer por mucha hambre que tengamos. A veces, lo más sencillo es lo más difícil, sobre todo cuando tenemos que aprender a abandonar ciertas costumbres.

Como es lógico, no todo el mundo necesita comer lo mismo ni la misma cantidad: todo dependerá del cuerpo de cada cual, de la intensidad de sus restricciones y del tiempo que hayan durado. Pero incluso las personas que no creen haberse puesto muchas restricciones podrían acabar deseando comer más de lo que creen que tendrán. Lo cierto es que no hay ninguna necesidad de saber nada de cantidades: hay que comer lo que apetece y punto.

Lo grandioso de esta fase es que es más sencilla que hacer la «o» con un canuto. Tienes la solución en tus manos, así que cómetela antes de que se enfríe. Necesitamos neutralizar nuestra relación con la comida, no *pensando en ella*, sino comiéndonosla. Tenemos que dar al cuerpo lo que necesita: nutrición de verdad y descanso. Y si esto parece una insensatez y un consejo irresponsable, meditemos lo que acabo de decir: ¿acaso es extremista decir que hay que alimentarse, escuchar nuestra hambre y confiar en nuestro cuerpo? ¿Eh? ¿Quién tira la primera piedra?

En esta parte física, el progreso será tangible y concreto y experimentaréis enseguida los beneficios derivados de comer y descansar.

» HERRAMIENTA #1: PERMITIDO COMER

En efecto, hay que empezar por una medida así de elemental. Permitirse comer la comida es la piedra angular de todo este libro, incluso diría que de toda la vida también. Necesitáis *permitiros* toda clase de comidas siempre que tengáis hambre, hasta que lo que guíe vuestra ingesta sea vuestro cuerpo, vuestra intuición y vuestro deseo, y *no* la reacción a la carestía ni vuestra mente hambrienta y asustada.

Sé que decir «comed y ya está» parece contradecir todo lo que os ha dicho vuestra instructora de mindfulness, pero yo también soy instructora de mindfulness y os digo que si pasáis hambre o coméis menos de lo que debéis no tendréis ni paz ni atención plena. Estamos ante un concepto fundamental en psicología que se llama jerarquía de las necesidades o pirámide de Maslow. La comida y el descanso son dos de las *necesidades más básicas* de la humanidad, y si esas necesidades básicas de la supervivencia no se satisfacen, es casi imposible que nos movamos con comodidad en ninguna otra área de la vida[26].

Necesitamos comer varias veces al día, a diario, durante toda la vida. Si tenemos hambre, es que necesitamos comer. ¿Tenéis hambre pero habéis tomado solo un bocado? ¡Grandioso! Eso significa que necesitáis más bocados. Si tenéis hambre, comed. No importa cuánto hayáis comido ya. El hambre está para eso. Por eso estamos vivos y somos humanos.

Además, cuando digo que hay que comer, no solo me refiero a las personas mal alimentadas o consumidas. Me refiero a *todas las personas* con fijación con la comida, se den los atracones que se den y pesen lo que pesen. Esta herramienta es válida sea cual sea tu complexión. Sí, lo digo en serio. *Y* es válida para ti, sin que importe si tiendes a la restricción o si crees que tiendes a comer demasiado, incluso a darte atracones. Darse atracones es una reacción natural a la carestía. Es para convencerte a ti misma de que comer para alimentarte es la única respuesta: siempre.

Comer es curar ambos aspectos a la vez, el biológico y el psicológico, y el único modo de curar cada uno por separado. Tu metabolismo ha sufrido los efectos de la restricción, y la única curación es comer y ganar peso.

Cada vez que comas mucho, recuerda que no es que tu cuerpo pierda el control, antes bien lo hace a propósito. Así que come. En el fondo es así de sencillo.

EXENCIÓN DE RESPONSABILIDADES: La presente obra no puede tener en cuenta ni hacerse responsable del estado de la

---

26. S. McLeod, «Maslow's hierarchy of needs», *Simply Psychology*, 21 de mayo de 2018: https://www.simplypsychology.org/maslow.html

salud de los lectores. Por ejemplo, si padecéis diabetes, sois celíacos o tenéis alguna alergia alimentaria grave, es evidente que al comer tenéis que tener en cuenta estas circunstancias. Y si no os sentís bien, id al médico. Recomiendo un médico o nutricionista que conozca bien el programa «Salud para todas las complexiones» *(Health at Every Size)* y esté versado en enfoques terapéuticos no dietéticos, que pueda ayudaros desde un enfoque neutral sobre la cuestión del peso. Los médicos están al servicio de los pacientes, no al revés, así que buscad a alguien que os ayude a conservar la salud mientras aprendéis a mejorar vuestra relación con la comida y el peso.

EL NOBLE PAPEL DEL PESO

Ya sé lo que estáis pensando: «Creo que puedo probar todo eso sin comer demasiado y sin engordar». Quitaos esta idea de la cabeza. Ya sé por dónde vais.

Resistirse a engordar es un callejón sin salida. Hace que muchísima gente se quede estancada. Ya sé que deseáis que os diga qué ocurrirá exactamente con vuestro peso, pero no puedo. No puedo predecir cuánto pesaréis al final del programa. Pero puedo aseguraros que será *más o menos* como el que teníais antes de todo esto, porque todos tenemos márgenes de peso. Estos márgenes están controlados por el hipotálamo, que regula lo que comemos, nuestras costumbres activas y la eficacia metabólica que mantiene nuestro peso dentro de los límites que hacen que nuestro cuerpo se sienta seguro y sano. Los márgenes del peso son muy variados en todas las sociedades, y no podemos controlarlos[27].

No es culpa nuestra, nunca lo ha sido, y es poco lo que podemos hacer, aparte de cuidarnos… y comer. Al principio de todo este proceso engordé, pero no tanto ni tan aprisa como creía, y en cierto

---

27. Bacon y Aphramor, *Body respect.*

momento dejé de engordar. Seguí comiendo, pero dejé de engordar: había llegado al límite superior de mi margen. Y conforme se normalizaban mi ingesta y mi metabolismo, adelgacé un poquito. Luego, al cabo de un año aproximadamente, llegué a un punto en que ya no me importó qué hacía ni qué comía, ni si me movía mucho o no, ya que mi peso seguía igual, y así se ha conservado durante estos últimos siete años, con algunas variaciones naturales debidas a la estación y a las hormonas. El cuerpo se cuida solo. Te cambia la vida.

La *mayoría* de las personas que siguen el programa «Al Diablo con las Dietas» engordan hasta el límite de su peso preestablecido y luego, poco a poco, sin proponérselo, adelgazan hasta llegar al punto medio del margen y se estabilizan ahí. Esto quiere decir que si con una dieta extrema has adelgazado quince kilos en el pasado, «Al Diablo con las Dietas» seguramente te mantendrá dentro de esos límites. Lo mismo ocurrirá si tu oscilación ha sido de cuarenta kilos. Sé que para algunas será una píldora difícil de tragar. Pero es importante recordar que *la dieta* es lo que obliga a vuestro cuerpo a subir indefinidamente el límite del margen del peso. Es querer controlar el peso lo que incita al cuerpo a engordar. Así que, si para olvidaros de las dietas queréis utilizar el miedo a un límite excesivamente alto, adelante. Podría servir.

Y en todas esas ocasiones en que el peso de la gente fluctúa y engorda de manera natural, por ejemplo en invierno, en vez de asustarnos, es más seguro dejar que las cosas sigan su curso. Tendemos a creer que engordar es indicio de que algo funciona muy mal y que por eso seguiremos engordando, y entonces recurrimos a las dietas para eliminar peso: pero el cuerpo sabe lo que se hace.

Paradoja de paradojas, la única forma de detener el ciclo es permitirnos engordar. Y no me refiero solo a permitirnos *aumentar de peso hasta donde creamos razonable engordar*, sino a ceder totalmente. ¡Maldita sea! Hay que escuchar al cuerpo. Hay que tirar la báscula por la ventana y la pulsera Fitbit a la taza del retrete (bueno, es mejor tirarla a la basura). Recuperaréis la normalidad más pronto de lo que pensáis. Cuanto antes confiéis, antes la recuperaréis.

Aquí no hay trampa ni cartón: es simplemente sensatez biológica. El estilo de vida influye poco en el margen del peso determinado por la genética; tampoco influyen las dietas, que, lo repito, pueden impulsar el margen y el límite superior a un nivel más alto[28].

Básicamente, es una fantasía creer que en última instancia se puede controlar el peso a largo plazo. Las veces que crees que lo controlas son las veces en que tú misma causas la regresión (el atracón que te vuelve a engordar). Nuestro organismo está hecho así, funcionamos de ese modo desde hace miles de años, y nuestros intentos de anular este fenómeno biológico están condenados al fracaso.

Engordar no solo tiene un papel decisivo en la normalización del metabolismo, sino que además es un rito de paso emocional. Hay que afrontar el miedo a engordar. Tenemos que aprender a estar contentas y satisfechas con nuestro peso. Tenemos que aprender a aceptarnos como somos. Tenemos que perder el miedo a lo que significa «engordar». Tenemos que estar preparadas para ponernos tallas mayores. Tenemos que aprender a valorarnos sea cual sea nuestra talla. Es esencial.

Imaginad que seguís todo el programa «Al Diablo con las Dietas» y no engordáis. Aunque esto podría ser lo ideal, no lo es, porque seguiríais viviendo con miedo a lo que ocurriría si *engordarais* (lo cual podría suceder por múltiples causas: enfermedad, embarazo, menopausia, rotura de tobillo, etc. No sois máquinas, caramba). Seguiríais viviendo con temor a engordar. Viviríais con temor a lo que los demás pensaran, a cómo os trataría la gente, a lo que pensaríais de vosotras mismas si engordarais. Y toda esa energía subconsciente afectaría a vuestra forma de comer, a vuestra forma de sentir la vida y el cuerpo.

He trabajado con muchas personas que esperaban que el programa no las engordara y al final se daban cuenta de que aferrarse a

28. D. Ciliska, «Set point: What your dody is trying to tell you», National Eating Disorder Information Centre, http://nedic.ca/set-point-what-your-body-trying-tell-you

esas expectativas interrumpía el proceso. Pero cuando terminaban por permitir que el peso estuviera donde debía estar, todo se estabilizaba y se sentían más libres. No solo porque de ese modo afrontaban su miedo y solucionaban la obsesión por el apetito, sino también porque experimentaban en carne propia que no ganaban peso exponencialmente. Había un punto en el que el peso se detenía y el apetito se normalizaba. Esto es válido para toda clase de personas, para las que son delgadas y para las que son gordas por naturaleza: aceptar unos kilos de más durante el proceso es crucial, posible e importantísimo.

Una de mis alumnas me dijo: «Nunca creí que llegaría a decir esto, pero doy gracias por haber engordado un poco. Desde que empecé "Al Diablo con las Dietas" he engordado y cambiado la línea. Ahora me asombra que solo quisiera aceptarme estando más delgada (no me extraña, a mí me pasó lo mismo…) Me siento muy agradecida por haber cuestionado esa limitación y haber descubierto que me siento bien con cualquier complexión. Ha sido decisivo para mi felicidad».

Sé que sentimos verdadero terror a lo que los demás piensen de nuestro peso. Pero las personas que hacen comentarios sobre el aspecto de los demás *en realidad* no piensan en eso. Piensan en su propio aspecto. Porque lo que importa es eso, lo que tú pienses de ti misma. Y por suerte, eso es algo que se puede cambiar.

Si quieres terminar disfrutando y viviendo toda la libertad emocional de «Al Diablo con las Dietas» debes aceptar esos kilos de más. No hay vuelta de hoja. Y si no te atreves a aceptar tu cuerpo todavía, acepta por lo menos que tendrás que hacerlo antes o después. Es un buen punto de partida.

A lo largo del libro os propondré que anotéis ciertas cosas y que desarrolléis actividades para ayudaros a que los conceptos pasen de las páginas a vuestra vida. No les deis demasiadas vueltas, que los ejercicios escritos sean espontáneos.

HABLANDO DE LA NEUTRALIDAD DEL PESO

Haced una lista que contenga al menos cinco razones por las que el peso podría no tener importancia.

Por ejemplo: «Mi tía siempre ha estado gorda, es la favorita de todos y encima es una pintora famosa». «Mi salud estaba mejor antes de hacer dietas.» «En los exámenes del colegio de abogados estatal no me preguntaron cuánto pesaba, así que está claro que no influía en el ejercicio de la profesión.» «Tuve la relación más feliz de mi vida cuando estaba más gorda que ahora.» Son simples ejemplos tomados al azar. Mi tía no es una pintora famosa.

Podéis basar las razones en la vida o real o en este libro. Si se os ocurren más de cinco, no tengáis miedo de ponerlas.

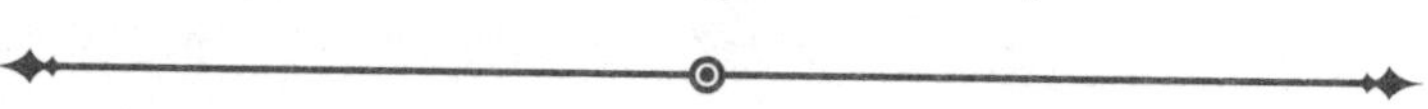

NO SOIS COCHES

No sois robots, no sois máquinas. Vuestro sistema de alimentación no funciona como una máquina. Sois organismos muchísimo más complicados, y vuestro metabolismo trabaja más despacio cuando no coméis lo suficiente. Esto significa que los cálculos de las calorías son discutibles e inútiles cuando sabéis que el metabolismo se adapta *deliberadamente* para mantener el peso cuando intuye que hay restricciones.

El cuerpo trata de conservar energía y de induciros a comer. Así que las restricciones, sean cuales fueren, solo conseguirán que os obsesionéis por la comida, que tengáis más hambre y más cansancio, y que engordéis más rápido: todo para que no os muráis. Los síntomas mencionados son indicio de metabolismo lento.

Pero aunque *no seáis coches*, aprovecharé la metáfora. Imaginad que comer es como pisar el acelerador del metabolismo. Avivar el fuego. Cuando coméis, aumentáis la velocidad metabólica. Permitís y *animáis* al metabolismo a que acelere la digestión y el procesamiento de lo que coméis. Cuanto más coméis, más estimuláis a que el metabolismo trabaje. Cuanto menos comáis, más despacio irá para conservaros con vida.

El cuerpo pide comer y descansar, y si le dais lo que pide, entenderá que no hay restricciones. El cuerpo engordará en previsión de que se presente otro período de carestía/dieta, pero entenderá que está seguro y acelerará el metabolismo hasta alcanzar una velocidad normal y salir poco a poco del ritmo lento de la conservación.

Si vuelves a comer normalmente después de un período de carestía, el peso, con el tiempo, se estabilizará dentro de los márgenes que te corresponden, tu apetito se normalizará y te sentirás saciada antes. También tendrás más energía real, más ganas de salir a pasear, más ganas de moverte, no porque estés tensa o tengas miedo de ponerte fofa, sino porque el cuerpo *te pedirá* marcha.

Muchas personas que hacen dieta sienten cansancio crónico sin saber que se debe a que *se esfuerzan* por comer sano. Diana, una alumna mía, decía: «DETESTABA hacer ejercicio. Era una obligación aburridísima. Durante años había visitado a varios especialistas porque quería saber por qué estaba siempre tan cansada y tan floja. Ninguno lo sabía. ¡Y todo era porque necesitaba comer, comer mucho!»

Otra razón por la que los cálculos de calorías son discutibles es que ningún cuerpo es igual a otro y cada uno extrae de lo que come una cantidad de calorías que no tiene por qué ser igual a la que extraen otros, ya que todo depende de la digestión de cada cual. Cuanto más sana sea tu digestión, mejor aprovecharás las calorías que consumas. Cuanto *peor* sea tu digestión, menos calorías asimilarás de lo que comas. A alguien a favor de las dietas le parecerá genial digerir menos calorías. Pues va listo, porque absorber menos calorías por tener una digestión insuficiente *no* es mejor para la salud.

A quienes se preocupan por si su metabolismo funciona bien o no hay que recordarles que la respuesta es comer. Comer y descansar curarán un metabolismo estresado o reprimido. Y comer mantendrá sano un metabolismo sano. Si tienes hambre, come. Es sano tener hambre. La comida conservará y reparará todos tus órganos y músculos.

Si vienes de un ámbito de restricción y contención metabólica, *lo único* que hará que tu metabolismo se acelere otra vez y alcance una velocidad sana y normal será comer.

LÓGICA DE LA CARESTÍA

Si hubierais pasado una época de hambre, ¿cuánto creéis que tardaríais en recuperar la normalidad? ¿Unos meses? ¿Un año? ¿Qué creéis lógico basándoos en todo el tiempo que habéis estado ayunando? ¿Y cuándo sabríais que las cosas han vuelto a la normalidad?

MIEDO A TENER HAMBRE

¿Coméis preventivamente para no sentir hambre en ningún momento? ¿Teméis las punzadas del hambre porque sabéis que podría haber un atracón a la vuelta de la esquina? ¿Pensáis que no merecéis comer si no rabiáis de hambre? ¿Tembláis de pavor cuando acabáis de comer y seguís teniendo hambre? ¿Tembláis cuando al acabar de comer sentís la tripa llena? ¿Os llenáis con ansia cuando tenéis hambre porque teméis la posibilidad de no volver a comer nunca más? Tales son los temores y las tendencias que entorpecen nuestra normalidad en el comer.

Cuando me matriculé en la Universidad de Nueva York, era crudivegana. Una de mis asignaturas era un curso intensivo de teatro musical, tema que desde siempre había influido en mi obsesión por el peso. Pero lo que eclipsaba mi identidad de actriz era mi identidad de crudivegana obsesiva y neurótica, que gastaba ingentes cantidades de dinero en productos crudiveganos deshidratados y postres de crema de anacardos.

Pasaba la hora del almuerzo invirtiendo veinte minutos en ir y otros veinte en volver de una tienda de comida sana crudivegana del West Village. Los veinte restantes los empleaba en meterme en el triste y sufrido cuerpo una ensalada de digestión imposible y un siniestro postre de cosas germinadas, antes de ir a la clase de interpretación.

Asistía a la clase saturada de brotes y hojas que se negaban a ser digeridos, mientras estaba totalmente pendiente de mi horrible color de piel. *¿Por qué el crudiveganismo no me hacía RESPLANDECER como decían?*

En nombre de la salud, sometí mi cuerpo a una intensa y malsana serie de dietas, pero creo que el crudiveganismo fue la más intensa y malsana de todas. Aquellas navidades compré una papaya para la cena de Nochebuena… y fue lo único que comí. Cuando la familia y las amistades me preguntaban cuánto hacía que comía de aquel modo, respondía con total sinceridad: desde siempre. El resultado no era particularmente atractivo, pero tenía que intentarlo. Tenía que convencerme a mí misma de que valía la pena. Además, ya estaba convencida de que era cuestión de tiempo y antes o después obtendría resultados y me curaría.

Un mes después dije en la clase de ballet que me sentía mareada, pero lo que pasaba realmente era que estaba a régimen de zumo de limpieza. El régimen consistía en tomar durante unos días únicamente zumo de pepino y col rizada, que costaba 12 dólares. Y como ya era crudivegana, aquello era como una limpieza dentro de otra limpieza. Me moría de frío y estaba muy débil, así que fui a sentarme contra el espejo, a ver cómo todo el personal hacía *pliés*. A pesar de todo no me sentía culpable, porque estaba convencida de que unos días después *todos mis tejidos* quedarían desintoxicados.

Nunca me diagnosticaron oficialmente trastornos relacionados con la comida. Nunca estuve demasiado delgada para preocupar a los demás y siempre me lo oculté a mí misma pensando que era, simplemente, una «maniática de la salud». Esto no significa que mi forma de comer no estuviera trastornada. Pero según los parámetros culturales que definen estos desórdenes, yo no acababa de dar la talla. ¿Cuál es el término médico que define el «solo pienso en la comida, la dieta, el peso y las toxinas»?

Gracias a la biología, los días posteriores a las limpiezas mi cuerpo se esforzaba por compensar las calorías perdidas, exactamente lo que los gurúes de la limpieza dicen que *no* hay que hacer. Dicen cosas como: «Después de la limpieza con zumo, come solo naranjas durante unos días». Pero yo, como quien oye llover. Para mí, como para la mayoría de las personas, darse un atracón es inevitable. La respuesta biológica del cuerpo a la carestía es *darse un atracón*. ¿Y si te esfuerzas por impedirlo y lo consigues? Es lo que llamamos anorexia, un trastorno consistente en limitar excesivamente la comida porque eres capaz de vencer a la biología. Pero también por esto no se me ocurrió en ningún momento que tuviera un trastorno de este tipo. *No podía dejar de comer.*

Nuestros cuerpos están hechos para temer hormonalmente el hambre. La ghrelina, la hormona del hambre, aparece cada vez que no comemos lo suficiente y hace que tengamos más hambre y ralentiza el metabolismo para conservar energía hasta que comamos más. El organismo trata de protegernos de comer menos y morir, así que desea que te intereses por comer todo lo que tengas a mano. Necesita que evites los períodos de hambre largos. Por eso sobrevive una especie: priorizando el comer y la saciedad.

El hambre empieza a sentirse como si fuera el enemigo de muchas maneras. No por nada los libros y los gurúes dietéticos dan también la impresión de que quieren que el hambre sea un tema que necesitamos desterrar. «¿Hambre todo el tiempo? ¡Eso es porque comes lo que no debes! ¡Come de acuerdo con mi plan científico y no volverás a tener hambre nunca más!»

Por eso asociamos ya el hambre no *solo* con el malestar biológico y el miedo, sino también con los atracones y la sensación de que no tenemos voluntad.

Pero dediquemos un minuto de silencio a recordar que las personas que no tienen hambre suelen ser las que están enfermas. No tener hambre es un mal síntoma. Significa que algo no funciona como es debido y podría ser que nos estuviéramos muriendo. Sin embargo, no sé suficientes matemáticas para recordar cuántos planes dietéticos he leído (y obedecido) que prometían acabar definitivamente con el hambre. El mensaje era invariablemente que *el hambre* saboteaba nuestros deseos de tener salud y belleza. Lo cual crea una desconexión importante entre nosotros y nuestro cuerpo. Quiero decir que, si no puedes confiar ni en tu propio cuerpo, ¿en qué vas a confiar entonces?

Si lo que queremos es alcanzar un estado en que no sintamos hambre, entonces dediquémonos a esnifar cocaína; así nunca tendremos hambre ni cansancio. Y con un poco más de heroína ya no sentiremos nada. Destruye tu humanidad. Dietas y drogas. Anula todas tus funciones corporales, sanas y normales. ¿Adónde vamos a parar? ¿Qué hemos hecho para merecer esto?

Superar el estado de carestía es lo más lejos que podemos llegar y lo más cerca de «no tener hambre». Básicamente, es poner el cuerpo en una situación en que ya no tiene *miedo* de quedarse sin comer. Seguiremos sintiendo hambre, pero ya no tendrá una dimensión dramática ni nos sentiremos fuera de control. Ahora sé que, cuando tengo hambre, tengo la libertad y la obligación de comer todo lo que quiera y necesite.

Si tienes miedo al hambre, puedes curarte (adivina adivinanza) comiendo en abundancia.

Cuanta más comida y sin restricciones tengas a tu alcance, más tranquilos estarán tu cuerpo y tu mente en relación con ella. Y cuanto más comas, más aprenderás que el hambre no es más que un momento normal y mudable del día.

Cuando tienes hambre, se supone que debes y has de permitirte comer. También te has de permitir llenarte. Y si terminas lo que tienes en el plato y sigues con hambre, es que no has comido suficiente. Es así de simple.

Y si te atracas de comida porque no te permitías comer por tus miedos del pasado, no pasa nada. Todo es aprender. Y sé que parece demasiado simple para ser verdad, pero tu compulsión a comer más de lo que realmente deseas es un síntoma de las antiguas normas y del antiguo miedo a que no hubiera suficiente comida, o del miedo a que haya otra dieta al acecho. Así pues, convence a tu cuerpo de que no hay dietas en lontananza. El hambre no es un defecto tuyo. El objetivo no es erradicar el hambre, sino hacerse amigos suyos.

Tras pasar años creyendo que el hambre era mi peor enemigo, ahora sé que es un buen amigo. Pero también es un enemigo mortal, en cierto modo. Es de los que te matan si no los saludas. O sea que…, mándale flores.

TU RELACIÓN CON EL HAMBRE

¿Qué relación tengo con el hambre? ¿Qué pienso, temo, deseo, juzgo en relación con el hambre? ¿Qué creo acerca del hambre? ¿Cómo trato de manipularla? Escribe lo que se te ocurra.

EL VAIVÉN PENDULAR DE LA DIETA

Toda reacción produce una reacción de igual intensidad en sentido contrario. Lo dice la bendita *ciencia*. Por eso toda dieta tiene consecuencias. El péndulo tiene que oscilar: desearás comerte un caballo. No hay forma de pasar de la restricción al comer tranquilo y normal. Es imposible. No se trata solo de que tu cerebro no puede dar el salto tan rápido: es que tu cuerpo necesitará comida «en abundancia» para sanar, repararse y recuperar la normalidad.

Durante un tiempo es casi inevitable que pases hambre de verdad. Lo más probable es que quieras y necesites más comida (durante un tiempo) de lo que hasta entonces habías creído aceptable o saludable. Y tendrás que aceptarlo sin discutir.

Tal vez pienses que has comido más que suficiente y te fastidie y escandalice que *sigas* teniendo hambre. Puede que estés llena pero no segura de estarlo realmente todavía. Esta situación te sacará de tus casillas, pero es normal. Y *pasará*. El péndulo, que ha oscilado hacia un lado, oscilará luego hacia el otro de manera natural.

Te lo diré claramente: el objetivo de «Al Diablo con las Dietas» no es eliminar tu apetito para que dejes de desear comer. Te lo repetiré: *el objetivo no es no tener hambre*. La buena comida está permitida como parte de la jornada diaria durante el resto de tu vida.

Pero recuerda: permitir la oscilación pendular del hambre y el ansia te permitirá situarte en un punto en que no necesitarás pensar continuamente en la comida. Acepta esta oscilación. Cuanto más te resistas, más desdichada te sentirás y más se estancará este proceso. Si te resistes al hambre y a tus deseos vehementes, el péndulo se detendrá y se inmovilizará en vez de seguir su curso. Resistirse al hambre no es la respuesta. La respuesta es aceptarla.

El miedo que tenemos a aceptar y permitirnos tener hambre se explica más o menos de la siguiente manera: «Si cedo al hambre, el hambre se apoderará de mi vida, nunca terminará, me comeré hasta los neumáticos de los coches y entonces reventaré y la gente que venga a mi entierro murmurará: qué cosas pasan en este mundo».

Tranquilízate, no te comerás los neumáticos de los coches. Tampoco comerás hasta reventar. No eres un pozo sin fondo. Tampoco eres la única persona a quien no le funciona esto. No importa que hayas sido adicta a la comida desde siempre: *la culpa* de que lo seas es de la restricción. Y para solucionar esto hay que acabar por completo con las restricciones.

COME CUANDO TENGAS HAMBRE

Otra de las muchas frases que buscáis en Google y que os traen a mi página web es: «Tengo mucha hambre, ¿qué hago?» Bueeeeno. ¿A ti qué te parece? ¿No te das cuenta de que es *enfermizo* preguntar por la manera de desahacerse del hambre en vez de ponerse a comer? Y es que en este momento hay tanta *confusión* en la cabeza que muchas personas piensan que el hambre es una especie de afección que hay que curar con cualquier cosa menos con comida. Pero la respuesta no es engañar al cerebro comiendo menos, o llenando el estómago con agua, o dándole cafeína, o probando una hierba, que se ha puesto de moda, que inhibe el hambre. No, lumbreras. La respuesta es *comer*. Pues a *comer*.

Las dietas nos han enseñado a endurecernos para no ceder al hambre. Pero te diré la verdad opuesta: puedes y debes comer *siempre* que tengas hambre. Al margen de la sensatez biológica, necesitas demostrarte —durante mucho tiempo— que responderás a la importante llamada biológica del hambre. No puedes esperar que el cuerpo y los nervios se te calmen mientras no te hayas alimentado a conciencia durante una temporada.

Si tienes hambre y quieres comer, deberías comer. Incluso aunque pienses que ya has comido demasiado. En realidad es así de sencillo. ¿Significa esto que *debes* comer en el INSTANTE MISMO en que tengas hambre? No. No hay por qué. Pero al principio necesitarás demostrarte que estás decidida a alimentarte como sea. Con el tiempo *aprenderás* y *confiarás* en tus respuestas, así que espera hasta que el momento de comer pierda importancia.

El hambre no es una señal de que algo ande mal, sino una señal de que necesitamos comer. Una lectora se puso en contacto conmigo y me dijo: «Tengo una compañera de trabajo que me cuenta: ya me he bebido dos litros de agua, *¿por qué* sigo teniendo hambre? Yo le dije que necesitaba comer y me miró como si tuviera dos cabezas. Y lo peor es que las dos somos profesionales de la salud...»

Sobre el hambre y la salud hay una confusión muy extendida. Creer que el hambre es una especie de enfermedad es realmente peligroso para nuestra relación con la comida y el cuerpo. Así que, si tenéis ideas anticuadas sobre los momentos del día en que debéis y no debéis comer, normas sobre comer inmediatamente después de despertar, o esperar a comer cuando ya os hayáis levantado, o esperar unas horas entre comer y acostaros..., os sugiero que las tiréis a la basura. Me gustaría que fuerais muy conscientes de estas y otras creencias sobre cuándo y cómo comer.

Los primeros tres años de «Al Diablo con las Dietas» los pasé comiendo *como una lima* en la cama, todas las noches, a media noche. No tenía ni la más remota idea de cómo cambiar mi ritmo circadiano del hambre, para tener hambre antes, si es que se trataba de eso. Así que sucumbía a la tentación y esperaba. Comía mucho cuando tenía hambre, y eso era cuando me iba a dormir. Ya os podéis figurar lo asombrada que estaba. (Muy asombrada.) Al cabo de unos años cambió todo: ahora ya no necesito comer mucho cuando me voy a dormir y a veces ni siquiera tengo hambre, pero necesité mucho tiempo y mucha fe para que las cosas cambiaran por sí solas.

No os diré que hagáis lo que hice yo. Solo trato de poner un ejemplo de que es posible hacer lo que todo el mundo dice que no hagas, y eso podría ser parte de las cosas que mejoran nuestra vida al mil por mil. Las normas de los demás son para los demás.

Quiero eliminar todo resto de culpa, angustia u obsesión por la comida, porque es —y siempre será— inútil y absurdo y solo conducirá a comer de manera reactiva. Has tratado de controlar durante años tu hambre natural y ya es hora de que te alimentes.

Los gurúes de comer de forma intuitiva y con atención plena te dirán que solo comas cuando tienes hambre, y aunque estoy de acuerdo en que casi siempre es más *placentero* comer cuando se tiene verdadera hambre, «comer solo cuando se tiene hambre» *no* es una regla en «Al Diablo con las Dietas».

¿Sabes lo que pasa cuando crees que no está permitido comer cuando no tienes hambre? Que no dejas de pensar en la comida y en si te está «permitido» comer. Esta situación crea confusión, angustia, rechazo y… comer cuando no se tiene hambre. La Gran Paradoja. Luego te sentirás *culpable* porque no te estaba «permitido» comer y ya estarás otra vez en el círculo vicioso.

Comer cuando no tienes hambre no es un crimen, ni siquiera un problema. Las personas que comen normalmente y se sienten en paz y neutrales con la comida comen, ocasionalmente, cuando no tienen hambre. Una compañera de trabajo hace galletas y te ofrece una cuando has acabado de comer. ¿Tienes hambre? No. ¿Comerás una de todos modos? Naturalmente que sí. *No es nada del otro mundo.*

Comer tarta de cumpleaños u otro postre especial, o probar la comida de otra persona cuando has terminado la tuya, cenar más de lo que necesitas, tomar un tentempié para aguantar cuando sabes que cenarás tarde…, son formas *normales* de comer. Y son ocasiones en las que no es necesario tener hambre.

Nuestro objetivo en «Al Diablo con las Dietas» —a diferencia de las dietas *dietéticas*— es eliminar todas las situaciones relacionadas con la comida que antes te abrumaban y derrotaban. Menos comida es un problema, y cuantas menos complicaciones haya, menos te obsesionarás y menos acabarás comiendo por reacción. Cuando estamos bien alimentados y la comida es un artículo como cualquier otro, comer cuando no tenemos hambre no es tan interesante. Incluso puede ser aburrido e incómodo. Y cuanto más nos lo permitamos, menos emocionante será.

La verdad es que, cuando tenemos el estómago lleno, es muy probable que no nos apetezca comer mucho si la comida se ha convertido ya en un objeto como cualquier otro. Pero, por repetir una vez más lo que ya he dicho, no se llega a comer intuitivamente evaluando nuestra hambre en una escala. Se llega comiendo por impulso e instinto cuando tenemos hambre y dejando de comer sin problemas cuando tenemos el estómago lleno. Estas cosas no pueden forzarse; la confianza y la intuición deben proceder de manera natural, es decir, *comiendo*. Pero hasta que ocurra de manera natural, tenemos que desengancharnos si comemos cuando *no* tenemos hambre.

Algunas personas me dicen: «Pero mi problema es que *todo el tiempo* como sin tener hambre». A las personas que creen que este es su principal problema, les digo que comer cuando no se tiene hambre es una respuesta nerviosa *a algo*. Y casi siempre, y esto es de la mayor importancia, es una respuesta nerviosa a la restricción. Es temer que no tendrás acceso a la comida que quieres. Es temer que no te permitirás comer las cosas que quieres o necesitas. Es una respuesta nerviosa a la restricción o temor a una dieta inminente. Hay miedo a que llegue otra dieta. Es una respuesta al temor inconsciente a acabar pasando mucha hambre en cierto momento, así que acaparamos ahora, mientras ni siquiera tenemos hambre.

Entonces ¿qué necesitamos hacer antes de nada? *PERMITIRNOS TODA LA COMIDA. TODO EL TIEMPO. INCLUSO CUANDO NO TENGAMOS HAMBRE.*

Sí, ya sé que parece perogrullesco. Pero me da igual. Es lo único que funciona. Es la única forma de normalizar y tranquilizar nuestra relación con la comida.

Ya sé que pensáis: *PERO ¿QUÉ HAY DE LA ALIMENTACIÓN EMOCIONAL?* Sí, los humanos *podemos* comer compulsivamente para no sentir muchas otras cosas. Pero no os preocupéis, porque en este libro trataremos este asunto en la sección que trata de la parte emocional. De todos modos, recordad que no podréis aliviar ni curar el «comer emocional» tratando de controlarlo: eso es caer en la restricción. Hay que ir directamente al origen del sufrimiento, no al síntoma, y eso es lo que haremos. Repito: trabajaremos a fondo las emociones y los sentimientos muy pronto, ¡os lo prometo! ¡Ya falta poco! Pero esforzarse por dejar de comer, incluso cuando se come «emocionalmente», es volver al ciclo de las restricciones. Poneros límites no os ayudará para resolver el modo de comer emocional, nunca. Antes hay que acabar con las restricciones.

El miedo a la restricción puede inducir a comer de forma compulsiva y emocional. Mientras haya un miedo de fondo a que nos nieguen la comida, comeremos compulsivamente. No importa la cantidad de emociones que sientas y proceses. No importa lo consciente que seas al respecto. Es imposible aislar o remediar las demás causas de comer por compulsión cuando además comes a causa de tu miedo subconsciente biológico y emocional a que vaya a haber otra dieta. La respuesta es demostrar al cuerpo y a la mente que NO hay carestía ni ninguna dieta próxima. Y la forma de demostrarlo es comer.

Ya sé, ya sé que el otro gran miedo que se respira aquí es a que te acostumbres a comer cuando no tienes hambre, y que *sigas* comiendo cuando no tengas hambre, hasta que mueras en la cama pesando 500 kilos. Pero las cosas no son así. Lo que *realmente* has hecho es acostumbrarte a comer cuando no tienes hambre *a causa de* tu miedo subconsciente a tener dificultades para conseguir comida. Sin darte cuenta, te has acostumbrado a vivir permanentemente en un infierno disfuncional con la comida. Comer es la forma de salir.

Janet me escribió lo siguiente: «La semana pasada sentí indiferencia por la comida, cosa que no me había pasado nunca. Mis amistades querían que tomáramos helado después de comer comida mexicana. Yo ya estaba llena y no me apetecía el helado. Pero acepté de todos modos. Comí un poco, aunque no tenía hambre. Luego hice algo que no sabía que fuera capaz de hacer: lo tiré sin haberlo terminado. Sin tensiones. Sin pensarlo demasiado. Sin culpabilidad. Con indiferencia. ¿¿¿En qué me he convertido???»

Otra alumna, Lupita, me contó que hace poco fue a cenar a un restaurante de su barrio al que solía ir y que se sintió felizmente llena con lo que comió. Puso punto final a la cena con toda naturalidad, cosa que para ella ya representaba un cambio importante, pero se sentía llena y ya no le apetecía comer más. El restaurante la recompensó con un postre gratis por ser clienta habitual. «Antes me habría dado un ataque. O lo habría rechazado y me habría sentido grosera o me lo habría comido y me habría sentido fatal. Pero en aquella ocasión, aunque estábamos llenos, mi marido y yo comimos todo lo que pudimos. Estaba llenísima, pero por primera vez entendí que no pasa nada por llenarse. No sentí miedo ni culpabilidad. Y no me dio por darme un atracón después. Realmente, ha sido un cambio asombroso.»

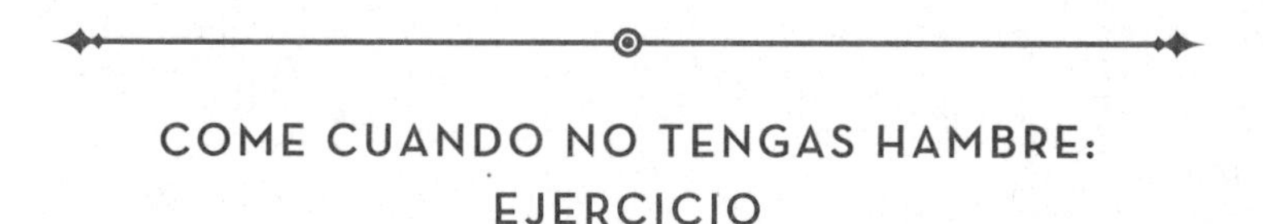

COME CUANDO NO TENGAS HAMBRE: EJERCICIO

Esta semana come expresamente cuando no tengas hambre al menos una vez al día. Me da igual cuánto comas. Me da igual dónde, cuándo, por qué y cómo. Limítate a comer cuando no tengas hambre y observa qué se siente.

Come cuando no tengas hambre y date palmaditas en la espalda por haber superado la obsesión por la comida. Solo es comida.

Sé que parece un ejercicio muy irresponsable, pero si lo haces te darás cuenta de que comer cuando no tienes hambre no es nada del otro mundo. Cuando te permites comer cuando no tienes hambre, ni siquiera es entretenido.

LA TRAMPA DE COMER CON ATENCIÓN PLENA

La manera de «comer con atención plena» tradicional consiste en prestar atención *leentaameentee* al hecho de comer y en estar en sintonía con el cuerpo mientras se come. Normalmente se hace hincapié en la *lentitud*, para ser conscientes de qué se siente al comer, al tener hambre y al tener el estómago lleno.

Comer de forma intuitiva, en cambio, no tiene por qué ser algo lento. Solo ha de ser instintivo, pero a menudo se enseña mediante el comer con atención plena y lentamente. Por eso, las expresiones «comer con atención plena» y «comer de forma intuitiva» suelen ser intercambiables.

«Al Diablo con las Dietas» recomienda exactamente eso, mandar todo esto al diablo. De verdad. Y hay una buena razón. Cuando comer de forma intuitiva y con atención plena me tuvo estancada durante seis años, «Al Diablo con las Dietas» me ayudó. Y es porque las comedoras con trastornos adoptan fácilmente las modalidades de comer despacio y con atención plena como una forma más de reducir obsesivamente lo que comen para controlar su peso. «Si como realmente despacio, con atención plena y de forma intuitiva, entonces comeré de un modo perfecto, todo será maravilloso, estaré guapa, me querrán, me aceptarán para siempre y a lo mejor incluso me caso con un príncipe y estaré tan delgada como Kate Middleton, quién sabe.» Eso, eso. ¿Quién lo sabe?

Deja de preocuparte por comer despacio, con atención plena o de forma intuitiva. Una y otra vez he comprobado que mandar todo eso *al diablo* es la forma más sencilla y auténtica de tener una clara intuición con la comida. No hay nada malo en comer despacio ni en prestar atención a cómo se siente el cuerpo cuando comemos. Comer con atención plena y de forma intuitiva es genial en teoría. *Pero* ¿qué pasa cuando a la gente que quiere estar delgada por encima de todo le impones el trabajo de comer con atención plena? Uf. No resulta. Es añadir otra norma que traerá cola.

Viene a ser otra dieta con trampa contra la que habrá que rebelarse al final.

A veces se enseña a comer con atención plena «valorando» el hambre de la persona en una escala del 1 al 10, pero yo ni lo enseño ni lo recomiendo. No necesitas medir tu hambre para saber si tienes hambre o no. La finalidad de «Al Diablo con las Dietas» es que comas *normalmente*, sin reparar en lo que te apetece comer. Se te permite obedecer los antojos e incluso los impulsos. No tienes que darle vueltas. También se te anima a que te permitas estar llena, bien alimentada y con unos kilos de más, y a que permitas que ese proceso biológico se produzca sin microgestiones ni cavilaciones. Trata de comer despacio y con perfeccionismo y el tiro te saldrá por la culata, porque estarás a un paso de obsesionarte y de caer en las cavilaciones, los hábitos extraños y, sin ninguna duda, en los atracones.

Yo creí sinceramente durante años que estaba comiendo de forma intuitiva antes de darme cuenta de que estaba todo el tiempo obsesionada por el peso. Lo que yo creía que era «comer de forma intuitiva» era solo otra clase de dieta. Otra versión de lo mismo la encuentras en el libro *Las francesas no engordan*. Lo que yo quería era aprender a comer con elegancia y delicadeza y estar más guapa y delgada.

Comía de todo y muy despacio. *Extrañamente* despacio. Engullía muchos yogures: muy despacio. Me quedaba con hambre entre comidas. Tenía miedo del azúcar. No paraba de beber café. Tomaba muchísimo vino. Y lloraba mucho más.

También llevaba *muchos* pañuelos, pero eso no viene al caso. La cuestión es que creía comer lo que me apetecía y además hacerlo «intuitivamente», pero la verdad es que seguía seleccionando y controlando cantidades. *Las francesas no engordan* te anima además a comer solo medio plátano en vez de comértelo entero, porque al parecer los plátanos han crecido exponencialmente con el paso de los años y medio plátano *ya es demasiado*. Absurdo.

Las amigas iban a comprar helado, yo me contentaba con una tarrina pequeña y me daba miedo comer más de unas cuantas cucharadas. «Un momento, ¿crees que una francesa se tomaría la tarrina entera? Yo creo que solo tengo un 5 en la escala del hambre.» Sí, chicas, sí. Muy intuitivo.

Entre estas rachas de alimentación falsamente intuitiva volvía a dietas más estrictas. ¿Sabéis por qué? Porque de vez en cuando seguía poniéndome las botas. Seguía descarriándome. Me entraba la furia reivindicativa y me comía un plátano entero. Y a continuación una caja de cereales y un tarro de mantequilla de cacahuete. Seguía rebelándome contra mi perfecta forma de comer intuitiva/francesa *porque aún había algo contra lo que rebelarme.* Aún había un modo de hacerlo mal; seguía viviendo para estar delgada. Todo lo que hacía bajo el sol era con la esperanza de que llegaría a estar delgada. Incluso cuando creía que estaba aprendiendo a comer intuitivamente, mi objetivo era adelgazar, lo que quiere decir que comía obedeciendo la orden tácita de *comer lo menos posible* para perder peso.

Todo cambió cuando caí en la cuenta de que la obsesión por la delgadez me estaba estropeando la alimentación. No estamos en este mundo para vivir con miedo a la comida y al peso. Somos personas adultas que necesitan desayunar algo más que un huevo duro y almorzar algo más que una ensalada y una Coca *light*.

Bueno, basta ya de cavilaciones y lentitudes. Estas normas te controlan. La atención plena y la intuición brillarán por su ausencia en tu vida si operas según normas alimenticias anómalas. Tienes que ir al grano y comer lo que quieras en las cantidades que quieras, sin preocuparte por lo «llena» que creas estar.

En condiciones metabólicas normales, con comida suficiente y *sin* normas restrictivas ni que ordenen comer despacio, se come normalmente de manera espontánea. Una vez que tu mente y tu cuerpo hayan neutralizado la comida, comerás intuitivamente sin forzar nada. El cuerpo *quiere* comer intuitivamente, ese es el sentido cabal de la expresión. Se vuelve una segunda naturaleza.

¿POR QUÉ COMEMOS LA MENOR CANTIDAD POSIBLE?

Uno de los mayores mitos, y una de las reglas tácitas de las dietas, es que siempre deberíamos comer la menor cantidad posible de comida. Inconscientemente creemos que comer lo menos posible es la forma más responsable de comer. Creemos que la gente que apenas come vive eternamente sana y contenta y que la gente que se atiborra a gusto tiene una muerte horripilante. Tonterías.

Lo que nos han enseñado sobre las calorías y las cantidades de comida es básicamente falso y sensacionalista. Y si algo hemos aprendido del Experimento Minnesota es que la cantidad que creemos aceptable para una dieta es absurdamente baja y peligrosa.

Podemos utilizar también este sencillo barómetro: si te atiborras es porque aún no comes o no *te permites* comer lo suficiente. Sé que todas creemos que los atracones es el gran problema, pero hay un nuevo estilo de tratar los trastornos de la conducta alimentaria y la alimentación caótica que entiende que los atracones no son trastornos independientes. Son trastornos *reactivos*. Son reacciones a *la cultura de la dieta* y a la mentalidad dietética. El atracón no es el enemigo. Sí, claro que queremos seguridad para encarrilar nuestra vida y nuestras emociones (sobre todo lo segundo). Pero el hambre, la comida y los atracones que nos hemos dado en esta vida *no son el enemigo*. Los atracones suelen ser formas de conseguir las calorías que el organismo necesita para estar en un nivel terapéutico y restaurador.

Hubo una época en que pensaba que ingerir 2.000 calorías diarias era *una barbaridad*. Cuando repaso el diario de comidas que llevaba en la segunda enseñanza (educación secundaria), veo que por culpa de no sé qué revista había llegado a la conclusión de que 1.800 calorías era *la cantidad máxima aceptable*. Y claro, era imposible ceñirse a esta dieta sin acabar dándome atracones y muriéndome de vergüenza.

Entonces, ¿qué pasa con el marchamo de las 2.000 calorías? Marion Nestle escribió en *The Atlantic*: «A pesar de que se ha observado que el consumo diario de 2.350 calorías está por debajo de las necesidades medias tanto de hombres como de mujeres [...] los nutricionistas temen que [poner el listón en 2.350] anime a comer demasiado».

Todo el mundo tiene tanto miedo a «comer demasiado» que los nutricionistas aconsejan, erróneamente, que se consuman pocas calorías, ya que todos tenemos miedo de los apetitos humanos. Como es lógico, Nestle, al final del artículo, aconseja cómo comer la «cantidad debida», de modo que sí, también yo soy melindrosa, pero por buenas razones: *casi todas las personas comen de un modo un poco caótico*. Muchísimas personas que se especializan en nutrición cojean de ese pie a causa de una obsesión anterior que legitiman cuando la nutrición se convierte en su profesión[29].

La mayoría de personas suscribimos la creencia colectiva de que necesitamos comer menos. Hemos aceptado que deberíamos ponernos a dieta o controlar rigurosamente el resto de nuestra vida las cantidades que comemos. Pero meditemos esto con seriedad: ¿es cierto? Porque, si somos realistas, no hay nada natural ni sano en pasarnos la vida esforzándonos por comer lo menos posible. No importa lo que digan los gurúes de las ricas y famosas: comer siempre lo mínimo *no* es bueno.

Desde el punto de vista biológico es una majadería. Las generaciones que nos han precedido estaban formadas por personas que trabajaban con tesón para llevar el pan a la mesa. Sabían lo importante que era alimentarse. ¿Qué pensarían nuestros antepasados de la forma como comemos? No entenderían nuestras ideas sobre la comida y el peso, ni por el forro. Tener unos kilos de más es una ventaja biológica.

---

29. D. Drummond y M. S. Hare, «Dietitians and eating disorders», *Canadian Journal of Dietetic Practice and Research* 73 (verano de 2012), número especial internacional: https://www.ncbi.nlm.nih.gov/pubmed/22668844

Imaginad que estos antepasados nos observaran cuando estamos sentados a la mesa, rezando a los dioses del raquitismo para que no nos dejen caer en la tentación de comer mucho y pasando toda la comida comiendo con cuentagotas para no llenarnos demasiado. Comiendo lo mínimo para matar el hambre. Comentando entre nosotros que deberíamos levantarnos de la mesa sintiendo todavía un poco de hambre, deseando comer un poco más y finalmente tirando las sobras a la basura. Pensarían que la nuestra es una cultura de chiflados y botarates…, porque lo es.

No estamos hechos para controlar la comida que nos llevamos a la boca. No está en nuestra naturaleza. Nunca se ha comido así en toda la historia humana, al menos hasta hace poco. Nadie dejaba de comer hasta sentirse lleno porque hubiera que «racionar las porciones». El racionamiento ha sido, históricamente, la desdichada consecuencia de no tener suficiente comida.

El cuerpo está hecho para indicarnos con sencillez las cantidades que hay que comer. Está hecho para conservar un peso estable, al margen de cómo comamos tal día o tal semana. Esta función no debería entrañar dificultades ni angustias, *salvo* que haya carestía o pasemos épocas en que ganemos poco dinero y no tengamos suficiente comida en la mesa…, o estemos a dieta. La vida se convierte entonces en un continuo guardar comida y ganar kilos.

Mi alumna Mary pensaba que si dejaba de controlar el hambre que sentía acabaría comiéndose hasta la moqueta, un miedo muy corriente. Pero tres años después de comer lo que le daba la gana con «Al Diablo con las Dietas», la moqueta seguía en su sitio y ella había dejado de preocuparse por la comida. «Ya no pienso en ella. Me olvido completamente y como del modo más natural. No me parece nada extraordinario. Llega el momento de comer y como sin dedicarle una atención particular. En mi cuerpo y mi cerebro se ha producido un gran cambio en relación con la comida. Antes pensaba que debería escribir sobre comida o ir a una escuela de cocina, porque solo pensaba en comida y en lo que iba a comer. Pero se produjo un cambio espectacular cuando me puse a comer todo lo que me apetecía durante mucho tiempo.»

Os sigo recordando que, si os contenéis *de un modo u otro*, el cuerpo se sentirá en peligro y necesitará mucha comida para recuperar la normalidad.

Os recomiendo que no contéis las calorías, porque ese es el viejo paradigma que queremos desmantelar. Lo que sí os recomiendo es que penséis en las calorías de un modo radicalmente distinto. Empezad procurando comer *más que suficiente*, para curar el metabolismo. Empezad a pensar que *más* es mejor. Empezad a entender que cuanto más comáis, más alimentadas y preparadas estaréis hasta la siguiente comida, os sentiréis más concentradas y seguras, y vuestro cuerpo y vuestro nivel de azúcar en sangre tendrán más estabilidad.

Comer mucho enseñará a vuestro cuerpo (y a vuestra mente) que hay suficiente comida, que la carestía ha pasado y que la fijación por la comida puede concluir.

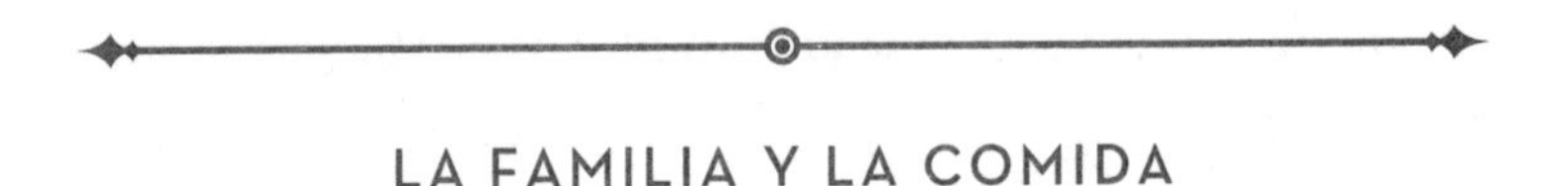

LA FAMILIA Y LA COMIDA

Hay muchas formas de relacionarnos con la comida. Y una muy importante es la que tenemos en familia. ¡Sorpresa, sorpresa! Hay familias cuyos miembros están todos a dieta, tienen miedo de la comida y de engordar. Otras, en cambio, se pasan el día cocinando, sus miembros se invitan a comer, es su forma de expresar su cariño. Otras son genéticamente gordas o a sus miembros les da vergüenza y miedo comer.

Responde estas preguntas sin apresurarte:

¿Cómo se relaciona tu familia con la comida? ¿Tus abuelos? ¿Tus padres? ¿Tus hermanos/hermanas? ¿Tus tíos, primos y demás?

¿Qué has oído decir a los miembros de tu familia cuando hablan con otras personas sobre las costumbres alimenticias de otras personas? ¿Qué te dicen a ti sobre la comida y el peso?

Trata de recordar una comida en el seno de tu familia que fuera especialmente conflictiva o emotiva. Descríbela y procura recordar lo que sentiste. ¿Te queda alguna creencia relacionada con aquella experiencia?

¿De qué aspectos de la relación de tu familia con la comida te gustaría desembarazarte?

¿Qué aspectos te gustaría conservar?

NO EXISTE EL MOMENTO IDEAL PARA PARAR

Antes de «Al Diablo con las Dietas» estaba atrapada en la trampa de comer de forma intuitiva. Me deprimía pensar en el momento en que estaría llena (¡gracias, escala del hambre!) y me preocupaba la posibilidad de *acostumbrarme* a comer demasiado.

Todo esto era fruto del elemento obsesivo y temeroso de comer de forma intuitiva. Pensaba que lo más importante que podía hacer, como comedora intuitiva, era prestar mucha atención al hambre que sentía, calcular y medir el hambre al cabo de unos cuantos bocados, y controlar continuamente la cantidad que consumía por si ingería (¡Dios no lo quisiera!) medio bocado de más... Una vez más, la norma tácita de que debemos comer lo menos posible me estaba manipulando desde las sombras.

Aunque no pasa nada porque prestes atención a cómo te sientes mientras comes, mi forma de enfocar el momento de dejar de comer era obsesivo, espantoso e inútil. Creía que había *un punto ideal para parar* que debía encontrar mientras comía, un punto de saciedad ideal en que no me sintiera ni demasiado llena ni demasiado hambrienta.

Ese punto ideal no existe. Es otro mito alimentario. En cambio, hay *muchos bocados en una escala* de puntos para parar cómodamente. Y cualquier punto es aceptable. No solo eso, sino que tu cuerpo puede administrar por su cuenta unos bocados de más o de menos. Puede administrar comida extra. Puede que te sientas un poco llena, pero mientras estés a gusto y satisfecha, todo está bien. Tu cuerpo siempre compensa una mayor cantidad de comida con más saciedad, con menos hambre para la siguiente comida o bocadillo, con un metabolismo más rápido o con una combinación de estas cosas.

No tiene ningún mérito detenerse inmediatamente antes de sentiros llenas ni esperar que ese sea el «punto ideal» cada vez que coméis. Lo único que conseguiréis será que abandonaréis la mesa frustradas y obsesionadas. Maldita sea, disfrutad de la comida, que no la regalan.

LA TRAMPA DE BUSCAR UN EQUILIBRIO

El cuerpo siempre busca un equilibrio, y si has hecho dieta durante años, equilibrio significa comer lo que quieras y necesites. Después de la restricción, equilibrio significa comer mucho.

Pero el equilibrio es relativo. El vaivén del péndulo es un ejemplo de equilibrio. Cuanto más desequilibrada estés, más lejos tendrás que ir en la dirección contraria para detenerte finalmente en ese tramo que llamamos «equilibrio». Esperar este proceso en un punto medio estereotipado no es buscar ningún equilibrio. La idea de que el «equilibro» *forzado* es equilibrio es una barbaridad.

Al cabo de los meses y los años, según sean vuestra particular trayectoria, vuestro cuerpo, vuestras necesidades y vuestro horario, el equilibrio empezará a tener un aspecto diferente. Puede que se parezca a una ensalada, o a unos bocadillos, o a un postre. A un brownie, a una escarola. Al atún con mango. A un batido de frutas. A cualquier cosa. Me da igual lo que comas. Me da igual lo que comas mientras sea eso lo que tu cuerpo te dice que necesitas y tú lo escuches. Lo único que quiero es que seas feliz e intuitiva y comas relajadamente.

Una lectora me dijo que le tomó mucho tiempo parar de comer más de lo que deseaba por la noche. «Comía mucho más de lo que me apetecía por la noche. Estaba realmente angustiada. Un día caí en la cuenta de que mi "truco" dietético había consistido durante *años* en irme a la cama con hambre. Me obligaba a mí misma a acostarme con hambre. Al final comprendí que lo que mi cuerpo hacía comiendo era tratar de corregir aquellos años de hambre nocturna. Me asombró la inteligencia de mi cuerpo. Una vez que lo acepté sinceramente y cedí, las cosas empezaron a cambiar y el hambre nocturna se me fue calmando.»

Comer de manera «equilibrada» por obligación o «comer de todo con moderación» NO es buscar el equilibrio si has hecho dieta durante años, así que quítatelo de la cabeza y confía en tu cuerpo. Tu cuerpo busca el equilibrio aunque comer una caja entera de cereales en un día no fuera tu idea del equilibrio.

NUESTRO OBJETIVO ES NEUTRALIZAR LA COMIDA

Sigo hablando de *neutralizar la comida*. Así que ahora hablaré de lo que eso significa realmente y de lo que podría ser para ti. Cuando la comida es neutral, no entraña ninguna moralidad, ni juicios de valor, ni miedos, ni sentimientos de culpa. Es solo comida. Cuando la comida es neutral y está libre de valoraciones, es mucho más fácil escuchar los antojos y comer de forma intuitiva.

Es posible que hayas tenido alguna época en la que la comida fuera neutral —ni buena, ni mala, ni motivo de angustia— y en la que, cuando tenías hambre o te apetecía algo concreto, comías y te quedabas tan tranquila. No era nada excepcional. Puede que fuese en tu niñez e incluso cuando ya estabas en la edad adulta; pues *esa* es la relación con la comida que queremos recuperar: una relación en la que comer sea fácil. Es la única forma de comer normalmente y de escuchar al cuerpo con sentido práctico.

De todos modos, aunque nunca hayas vivido con neutralidad la relación con la comida, te prometo que es posible conseguirlo, porque tampoco yo la había vivido.

No recuerdo si mantuve alguna neutralidad con la leche materna o la comida infantil, porque lo único que recuerdo desde que tengo memoria es que mi máxima prioridad en la vida era *engañar a los adultos para que me regalaran chucherías, porque os juro por lo más sagrado que las únicas chucherías que había en mi casa eran galletas de fibra y zanahorias.*

No recuerdo si alguna vez fui neutral con la comida. Pasé de los atracones y la obsesión por las chucherías de la infancia a las engañosas dietas y los atracones de la adolescencia y así llegué a los veinticinco años, más o menos. El recuerdo más intenso que me ha quedado de las vacaciones es desayunar en hoteles a base de crepes, y lo que más me gustaba hacer en casa de las amistades era comerme sus chucherías y dulces de fruta, y lo que más recuerdo de las fiestas son los pasteles que los parientes lejanos nos daban a mí y a mi hermano. Mi madre se reía por tener *unos hijos tan obsesionados por la comida. ¡No les deis más porquerías, que ya se atiborran solos!* Decididamente, *estábamos* obsesionados por la comida, así que no creo que la neutralidad con la comida estuviera a mi alcance, porque podría decirse que *nací* adicta a la comida.

Pero esto es lo que hace el cerebro cuando sufre o cree sufrir restricciones. Aparece la hormona del hambre y el cerebro se obsesiona por la comida. Mi madre solo se preocupaba porque estuviéramos sanos, y al ver que sus retoños *se atiborraban* de caramelos entendía que debía duplicar la cantidad, cosa bastante normal entre los padres. Pero yo sostengo que nuestra obsesión se perpetuaba porque temíamos que hubiera restricciones, y entrábamos en un círculo vicioso, y teníamos una relación cada vez más morbosa con la comida.

Resulta que la única forma de neutralizar la comida es permitírnosla toda, siempre, por los siglos de los siglos. Cuando llegué a la conclusión de que tenía que olvidarme de las restricciones y «llegar a la otra orilla comiendo», todavía me asustaban el gluten y los aceites de semillas industriales. Así que opté por «llegar a la otra orilla comiendo» primero patatas con mantequilla. Bastaba añadir unas buenas cantidades de carbohidratos para calmarme emocionalmente.

Añadía muchas raciones de carbohidratos diferentes y confiaba en lo que leía sobre la salud de las dietas: que mi cuerpo y mi metabolismo necesitaban esos carbohidratos. Estaba muy hambrienta durante meses y meses. Y comía mucho. Había estado dándome atracones hasta que empecé «Al Diablo con las Dietas», así que una parte de mi cerebro trataba de replicar que no tenía derecho a pasar tanta hambre, pero la otra parte sabía que ese era el camino que había que seguir.

Con lentitud pero con seguridad, cuanto más comía determinados alimentos menos me apetecían e importaban. Cuanto más los consumía, menos me chiflaban. Comerlos con entera libertad reducía su poder, y pisé el freno fácilmente cuando dejé de tener tanta hambre.

Comía patatas, muchos tazones de granola y nata (¡sí, nata!), mucha fruta, leche y helados (a los dos años me habían diagnosticado intolerancia a la lactosa, así que era un gran avance). Comía más despacio por la noche, no para comer menos, sino para demostrarme a mí misma que me permitía comer. Celebraba largos, lentos y lujosos festines para demostrarme a mí misma: «Esto no es un atracón. Esto es permisividad. Todo». Unas veces comía menos que en un atracón normal, otras comía el menú completo: estaba mucho más calmada y sabía que todo estaba bien. Que todo me estaba permitido.

Al poco tiempo, todos estos alimentos —leche, helados, granola, patatas, toda la fruta que temía de cuando estaba con la dieta paleolítica y todo lo demás que devoraba— pasaron a ser neutrales. Ya no me atraían. Me estaban permitidos. Los había consumido. Había disfrutado comiéndolos. Y nunca había tenido que contenerme. No lo hice hasta cinco meses después de haberme decidido a comer pan. Entonces me puse a comer nachos cada vez que iba a un restaurante. Los aceites con que los freían me daban pánico, así que comerlos era mi forma de hacer terapia de inmersión. Además, me gustaban una barbaridad.

Conforme aumentaba la lista de alimentos permitidos y la lista de los que pasaban a ser neutrales, mi cuerpo empezó a seleccionar y desear lo que realmente necesitaba. Unas veces leche y patatas, otras pan y queso, otras pescado, otras un burrito de chile chipotle, otras fruta, otras…, cualquier cosa. Ya no recuerdo todos los alimentos que hay, pero comía de todo.

No puedes engañarte, tienes que permitirte en serio todos los alimentos que te apetecen. Tu cuerpo y tu cerebro no son tontos. Saben si les estás mintiendo. Tienes que pasar por toda la experiencia. No puedes *fingir* que te permites esto o aquello. No puedes hacer como que te permites un postre y tener reglas secretas sobre cuántos son aceptables a la semana. Satisfacer el antojo es una invitación a que desaparezca. Tu cuerpo y tu mente desean cosas prohibidas o limitadas, así como cosas que necesitan, así que, cuando dejan de estar prohibidas, los antojos se ponen cada vez en sintonía con lo que el cuerpo necesita realmente. Han pasado ya más de siete años desde que inicié este viaje y ahora solo quiero *sentirme bien* con la comida, mientras como y después de comer.

Cada cual experimenta esta neutralización de la comida a ritmo diferente. Os recomiendo que, si podéis, empecéis con toda la rapidez posible. Dejad de controlar alimentos lo más rápido que podáis. Cuanto más os permitáis, antes llegaréis a la otra orilla comiendo.

Pero si sois como yo y todavía tenéis miedo de ciertos ingredientes, hacedlo por tramos. Aunque lo principal es empezar. No hay ninguna forma de escamotear los alimentos que os asustan.

Recordad que el objetivo no es comer para no seguir comiendo. Eso no ocurrirá nunca. Pero *podéis* despojar a la comida de su autoridad y su poder permitiéndoos su consumo. El objetivo es llegar a una situación en la que solo penséis en comer cuando lo necesitéis: cuando tengáis hambre, vayáis a comprar a la tienda, preparéis una fiesta, cocinéis, etc. Si cocináis para una familia, seguramente tendréis que hacer juegos malabares para mezclar vuestros antojos con los de los niños y la pareja, pero como ahora podéis comer macarrones con queso, es posible que algunas noches sea más fácil.

¿HABRÉ DE COMER TANTO ETERNAMENTE?

La mayoría de las personas que han controlado la comida en el pasado tienen un poco de miedo cuando ven el hambre que tienen. Seguramente necesitarás *mucha* comida, y lo más seguro es que te asustes. Tal vez creas que eres la única persona que va por mal camino. Tal vez pienses que eres la única que no tiene salvación, la única adicta a la comida que nunca dejará de estar obsesionada por la comida.

Tal vez pienses: «Es muy fácil mandar a la porra las dietas, pero es imposible que sea normal o sano comer todo lo que como». Me gustaría, por tu propio bien, que recordaras siempre la biología de la carestía y lo normal que es curarte comiendo mucho después de pasar hambre durante un tiempo.

No comerás así eternamente. ¿Cuánto tiempo estuviste a dieta? ¿Dos años? ¿Cinco, diez, treinta años? Si esperas darles la vuelta a los efectos de la dieta en unos días o unas semanas, es que no te has fijado en la situación general, y entonces es lógico que te sientas decepcionada y asustada.

La cantidad de tiempo que se tarda en estabilizar la ingesta alimentaria y el peso depende de cada persona. Depende de cuánto tiempo estuviste a dieta, de cuánto confías y te permites en este proceso, de cuál es el margen en que se mueve tu peso, de tu proximidad actual a ese margen y del tiempo que necesita tu metabolismo para salir del peligro. Depende de todo esto. Por término medio se tarda unos meses en recuperar la barriguita, y luego más meses en darle la vuelta a la cosa mental y emocional. Pero no soy pitonisa, y no tengo medios para decirte qué ocurrirá exactamente ni cuándo.

En cambio, sé que es útil conocer las experiencias de otras personas. Mi alumna Sarah me contó:

«Hace ya alrededor de tres meses y medio que sigo "Al Diablo con las Dietas", no he parado de comer y ha sido fabuloso. Por primera vez creo que podría llegar a estar un poco harta de comer. En lo único que pienso esta noche es: "Nooooo, ¡más no!" Es un poco extraño. Hace seis meses no creía que fuera posible.»

Mi alumna Nicole dijo:

«Pasé una larga fase en la que comía *de todo* en grandes cantidades. Y de pronto llegué a un punto en que decía, por ejemplo: "No, por favor, ¡no me apetecen más magdalenas de chocolate!" Qué diferente es todo esto de lo que he sentido todos estos años de restricciones y malas comidas. Pero *ha ocurrido.* Ahora parece fácil, y es como una intuición espontánea que no tenía antes.»

Allie ha empezado a esforzarse y me ha dicho:

«Empecé esto hace tres meses. Al principio comía muchas hamburguesas con beicon en restaurantes con servicio para coches, y mucha pasta, y crepes de estilo alemán cubiertas con sirope de arce, todo lo que anteriormente calificaba de comida superprohibida…

»Hace unas semanas empezaron a cambiar las cosas. Tenía antojos de cosas como arándanos, patatas con piel, filetes… y escarola. Y más o menos por entonces empecé a tener la sensación de que el cuerpo me pedía que no me llenara tanto, y por primera vez no era una reacción avergonzada, o de castigo, o de arrepentimiento, por comer demasiado...

»Fue como *Bien, puedo hacerlo,* y lo hice de forma natural.

»No puedo creer que el cambio haya sido tan fácil e intuitivo, y la verdad es que ha sido porque acepté sin reservas toda clase de comida, sin que importaran las cantidades.»

Casi todas las personas quieren que esta fase pase enseguida porque tienen miedo de engordar. Esto ya es un obstáculo en principio —el miedo a engordar—, y es también lo que puede estancarnos. Lo único que sé es que *cuanto antes* depongamos toda resistencia, más aprisa sucederá. Si estamos metiendo y sacando el pie todo un año, siempre notaremos la frialdad del agua. Pero si nos lanzamos de cabeza y con confianza, flotaremos y nos acostumbraremos a la temperatura enseguida. ¿No gusta la imagen? Mecachis...

Si queréis llegar a una situación en que la comida no gobierne vuestra vida, tenéis que deponer toda resistencia ante ella. Da miedo, lo sé. Entiendo que tú solo quieres que pase la tormenta. Pero mira si puedes al menos *disfrutar* de este período en que necesitarás comer y permitirte lo que antes te prohibías. Será divertido si recuerdas que no debes temblar con cada bocado.

Desearía que recordaras siempre el Experimento Minnesota y los miles de calorías que los sujetos consumieron diariamente durante muchos meses después de estar sometidos a la «dieta» de 1.600 calorías.

Desearía que recordaras lo *normal* que es comer en abundancia, lo mucho que comían nuestros antepasados en las épocas de vacas gordas y que comer mucho es sano, nutritivo y la única forma de llegar a esa situación en que tu cuerpo y tu mente no crean que pasan privaciones.

Desearía que te percataras de que *nunca es malo* hacer caso al cuerpo, ni siquiera si piensas en épocas en que sentías un «hambre desmedida». Desearía que confiaras siempre en eso. Pero no confiarás. Te morirás de miedo. Abrigo la esperanza de que vuelvas al princpio de esta página, la leas otra vez, te calmes, sonrías, sigas comiendo y te vayas a dormir.

NO SE PROHÍBE NINGÚN TIPO DE ALIMENTO

Otra parte esencial de este proceso es que te permitas *comer toda clase de alimentos*, desde este instante hasta el fin de los tiempos. Esto incluye alimentos que te dan miedo, alimentos que has calificado de «prohibidos», alimentos que crees malsanos o con «calorías vacías», alimentos que temes que te engorden e incluso alimentos que son objetivamente «basura» y «de pega».

La razón por la que debes permitirte la comida «hasta el fin de los tiempos» es que si te dices, por ejemplo: «Bueno, comeré todo lo que me apetezca durante un mes y cuando se me haya pasado el hambre "comeré sano"», esa es otra forma de restricción. Yo la llamo restricción mental, y desarregla tu ingesta alimentaria tanto como la restricción física.

Es también lo que llamo «dieta inminente». Y las dietas inminentes, como cualquier otra *condición* que pongas al comer, son lo contrario de «Al Diablo con las Dietas». Luego trataremos en profundidad la restricción mental, pero la saco a relucir ahora para explicar por qué es tan importante que te permitas comer toda clase de alimentos, sin condiciones, sin dietas inminentes, por los siglos de los siglos.

Tenemos tendencia a desear los alimentos que no nos permitimos. No nos damos la oportunidad de desear algo *porque no creemos que nos esté permitido comerlo*. Muchas personas, al principio de «Al Diablo con las Dietas», se inclinan por los alimentos de la infancia. Pues que sea así. Disfrútalos. Cuando se te permite comer cualquier cosa, esos alimentos pierden su magia y tiendes a desearlos y consumirlos menos, sobre todo si no los necesitas ni los quieres. Solo los comerás entonces cuando los desees *realmente* y sin darles la mayor importancia. Esta es la gran paradoja de permitirnos todos los alimentos. La rebelión subconsciente se neutraliza.

Casi todas las personas consideran que si se permitieran consumir un alimento sobre el que no tienen ningún control, nunca dejarían de comer ese alimento prohibido. Y oye, mientras esté prohibido, seguramente tendrán razón. Pero una vez que puedan disponer de él sin óbices ni cortapisas, la atracción del alimento menguará. Sí, puedes consumirlo en grandes cantidades, pero por motivos justificados. Las únicas excepciones son los alimentos a los que determinadas personas tienen alergia, como los que contienen gluten o los cacahuetes. En estos casos, no consumir alimentos que nos producen una reacción inmediata es de sentido común. Pero seguro que entendéis la diferencia.

También es importante señalar que ciertos alimentos solo engordan si el organismo de quien los consume es pobre en los macronutrientes que contienen —por ejemplo, grasas o hidratos de carbono— y si el cuerpo tiene carencias nutricionales. En esos casos..., bueno, prepárate para aumentar de peso cuando hayas terminado de alimentarte, porque seguramente ocurrirá.

Puede que hayas advertido que cuando has estado a dieta al interrumpirla, engordas rápidamente. Es normal y ocurre porque el cuerpo se siente muy aliviado porque ha conseguido que comas de lo que le faltaba. Tu cuerpo aumenta de peso inmediatamente después de una dieta para repararse y acumular combustible, por si la carestía continúa. Es simple supervivencia.

Pero, como suele suceder, imaginamos que somos *de las personas que engordan rápidamente*. Pero todo es *por culpa* de las dietas. Porque nos esforzamos por microadministrar la ingesta de ciertos alimentos o macronutrientes (grasas, carbohidratos y proteínas). No hay forma de evitar esta parte de la travesía. La única forma de salir de este ciclo es permitirte todos los alimentos de una vez para siempre y consumirlos, sobre todo los que temes y has evitado mucho tiempo. Solo alimentándote podrás detener el ciclo. Solo alimentándote impedirás que el cuerpo deje de tener miedo y se estabilice en un peso saludable para ti, sin fluctuar cada vez que te comes una tostada.

TU CUERPO TE ESCRIBE UNA CARTA

Esto es algo muy interesante que podrás hacer siempre y en cualquier momento. Cuando tengas dudas, cuando tengas miedo, cuando necesites indicaciones o consejos sabios, escríbete una carta desde el punto de vista del cuerpo.

Sí, necesitas utilizar la imaginación para eso. Pero suponte que estás en condiciones de enterarte de lo que siente tu cuerpo. ¿Qué piensa? ¿Qué quiere? ¿Qué agradece? ¿Qué lo frustra? ¿Qué necesita? Escríbete desde el punto de vista del cuerpo entre cinco y diez minutos. Y te asombrarás de tu propia perspicacia. Será como un vistazo rápido a tu intuición.

TUS ANTOJOS SON TUS AMIGOS

Nos han metido en la cabeza que los antojos son malos y que deberíamos eliminarlos porque nos sabotean. O sea, que nos esforzamos por ser máquinas apáticas que hacen ejercicio sin parar y compran ropa de talla cada vez menor, que consumen proteínas magras y judías verdes hasta que mueren con retraso pero inevitablemente a los noventa y ocho años. Sí, está claro que al final moriremos, ¡pero al menos pareceremos sílfides! Al menos fuimos fieles a las dietas, y no engullimos ese pudin que quisieron meternos por el gaznate en la residencia de ancianos.

Lo cierto es que los antojos son importantísimos. Los alimentos que nos negamos son los mismos que el cuerpo acaba por *necesitar* y, en consecuencia, por desear ardientemente. Sí, incluso los postres. Los alimentos ricos en grasas y carbohidratos son a menudo los que el cuerpo desea con ansia porque *las calorías son los elementos que curan el metabolismo con más rapidez*. La energía densa y fácilmente asequible es lo que más aprisa nos rescata del estado de carestía. El hecho de que deseáramos postres todos los años que estábamos a dieta no significa que el cuerpo nos traicionara, sino todo lo contrario: nos decía que aquella era la buena dirección.

Recordad que si no nos pusiéramos trabas a nosotros mismos y no creyéramos que necesitamos estar a dieta, haríamos caso a los antojos y al hambre, el metabolismo se nos curaría y saldríamos del estado de carestía con rapidez: y nuestra ingesta alimentaria se normalizaría en cuestión de meses. Pero como nos resistimos, el cuerpo grita cada vez con más fuerza, hasta que nos comemos media pastelería y llegamos a la conclusión de que es porque tenemos adicción al azúcar.

Ray Pet, que tiene un doctorado en biología y se ha especializado en fisiología, ha realizado investigaciones intensivas que revelan la utilidad del azúcar en el metabolismo y la respuesta a la tensión. Según él, «cualquier antojo será un buen punto de partida, porque tenemos diversos mecanismos biológicos para corregir deficiencias nutricionales concretas. Cuando algo nos priva del azúcar, lo deseamos vivamente, porque **si no lo consumimos malgastaremos proteínas para fabricarlo**». Ya conocéis esos gráficos y esas tablas para idiotas que pregonan: «Esto es lo que realmente deseas» y al lado del chocolate señalan: «No necesitas chocolate, solo necesitas magnesio, o sea que en vez de chocolate come 12 almendras». No fastidie, oiga. Estas cosas hay que pasárselas por el sobaco. Si te apetece chocolate, aunque necesites magnesio, seguramente es porque también necesitas carbohidratos, *porque si no, te apetecerían las almendras*, caramba. Así que cómete el chocolate.

La gente tiene fuertes creencias en contra del azúcar que les impide ceder a los antojos Cuando empecé a trabajar con Sam, ella *no* estaba dispuesta a ceder a los antojos porque durante años había estado convencida de que sus deseos de azúcar se debían a una proliferación de cándidas. Sam estaba segura de que si cedía a sus antojos no haría sino *acentuar* sus ganas de azúcar.

La cándida es una levadura que constituye una parte natural de nuestra flora intestinal, pero muchas personas temen que consumir azúcar potencia su proliferación. Una buena noticia: no es verdad[30].

Pero yo misma pasé años aterrorizada por el azúcar y las cándidas. Seguía dietas sin carbohidratos o bajas en calorías para «matar las cándidas». Como es lógico, y por si las cosas no fueran ya deprimentes de por sí, no funcionó ni sirvió para nada, y durante mucho tiempo anduve alicaída. Me sentía condenada. Me sentía como si tuviera candidiasis, pero ni siquiera así tenía fuerza de voluntad para proseguir la cura. Estaba agotada y completamente desmoralizada.

De todos modos, es un buen ejemplo de cómo tratamos de curarnos concentrándonos en un solo método, sin tener en cuenta la imagen general y todo lo que representa nuestro cuerpo y nuestro ser. Ante todo, siempre tenemos cándidas y son parte necesaria de nuestra flora intestinal. Pero la flora intestinal puede desequilibrarse debido a desequilibrios sistémicos más serios. Por ejemplo, muchas personas con una población desmesurada de cándida sufren una elevada intoxicación metálica subyacente[31], y la levadura contribuye a absorber los metales y a *proteger* el organismo de una intoxicación por metales pesados más aguda. Así que, si suprimes el azúcar, la causa subyacente (los metales pesados) seguirá allí. No te curarás de nada a largo plazo. Solo tendrás un año de infelicidad comiendo almendras cuando te apetecía el chocolate.

---

30. M. Weig y otros, «Limited effect of refined carbohydrate dietary supplementation on colonization of the gastrointestinal tract of healthy subjects by *Candida albicans*», *American Journal of Clinical Nutrition* 69 (junio de 1999): https://www.ncbi.nlm.nih.gov/pubmed/10357735

31. V. Podgorskiĭ y otros, «Yeasts–biosorbents of heavy metals», *Mikrobiolohichnyĭ Zhurnal* 66 (enero-febrero de 2004): https://www.ncbi.nlm.nih.gov/pubmed/15104060

(¡Y para que lo sepáis! Otro ejemplo de desequilibrio sistémico es un metabolismo dañado y lento, un metabolismo que ha estado sometido durante años a una dieta de supervivencia.)

No podrías matar de hambre a las cándidas eliminando el azúcar, porque si no hay azúcar en el intestino se trasladan a la sangre, donde siempre hay azúcar para mantenerte con vida (si no consumes azúcar, en los músculos se producirá un proceso de degradación de nutrientes orgánicos para que siga habiendo azúcar en la sangre y las células). Otro ejemplo: se ha demostrado que la miel contribuye a frenar la proliferación de las cándidas porque tiene propiedades antifúngicas. No extracto de miel ni un producto derivado de la miel: *miel pura. Azúcar*. Por eso creo que perseguimos al enemigo que no nos perjudica. El hecho de que las cándidas (como todas las células) vivan del azúcar no nos autoriza a imaginar que el remedio consiste en matar de hambre *todas* las células de nuestro cuerpo. La mejor apuesta es alimentarnos y mantener el cuerpo y el metabolismo con comida, carbohidratos y probióticos.

¿Os acordáis de Sam, que estaba convencida de que era adicta al azúcar por culpa de las cándidas? Al final cedió, consumió carbohidratos y se llevó una sorpresa cuando sus antojos se normalizaron. Fue capaz de decir hasta aquí hemos llegado. Y había estado *convencida* de que eso no ocurriría nunca porque tenía cándidas. He oído contar muchísimas historias parecidas a alumnas y lectoras: que eran acérrimas adictas al azúcar que creían que el azúcar era una droga que dirigía y destruía su vida, pero seguían el plan «Al Diablo con las Dietas», se hartaban de azúcar y, *voilà*, se acababa la adicción.

Jackie manifestó: «Yo creía A PIES JUNTILLAS que era adicta al azúcar. Y durante años estuve entrando y saliendo de Comedores Compulsivos Anónimos. Pero cuando dejé de ponerme restricciones, comprendí que solo había estado hablando de la restricción. Todavía me gustan los dulces, pero no como antes, NI MUCHO MENOS. Ya no siento que ciertos alimentos tienen poder sobre mí».

Aún buscas la salud en «Al Diablo con las Dietas». Yo creo que la causa y la cura se encuentran en un enfoque más holístico del que habitualmente adoptamos. Durante mucho tiempo hemos creído que concedernos antojos es irresponsable, aunque en realidad es uno de los pasos más básicos que podemos dar si queremos escuchar al cuerpo. Nutrir y mineralizar el cuerpo de nuevo es muy importante después de haber estado años pasando un hambre implacable. Curarnos el apetito y el metabolismo y encontrar la verdadera intuición alimentaria es un paso *gigantesco* hacia una salud sostenible.

Una alimentación basada en una dieta variada, que incluya mucha fruta, mucha verdura, carne nutritiva, grasas y carbohidratos, con muchas vitaminas y fibra natural, es fantástica. Beneficiarse de la agricultura sostenible, los alimentos orgánicos y la carne de animales que no sufren malos tratos también es fabuloso. La comida y las hierbas son mágicas, curativas, nutritivas y excitantes. Yo estoy a favor de todo esto. Si saber de estas cosas hace que te sientas bien, adelante.

Pero los primeros pasos deberían ser curar el metabolismo y la relación con la comida y el peso. Son los pasos prioritarios, si de veras quieres sentirte a gusto comiendo y habitando el cuerpo que tienes.

COME LOS ALIMENTOS QUE NO CONTROLAS

Si te preocupa no dejar de comer un determinado alimento que siempre te apetece, lo mejor que puedes hacer para que se produzca un cambio es permitirte ese alimento sin limitaciones: come todo lo que quieras.

¿Con qué alimentos crees que eres incapaz de contenerte? ¿Las palomitas de maíz? ¿Los brownies? ¿Las patatas fritas? ¿Los nachos? ¿Estás preparada?

Recomiendo elegir uno y comer toda la cantidad que quieras. Cede al deseo de comer la comida que temes. Y escucha:

puedes comer eso para desayunar, para almorzar, para merendar, para cenar, si te apetece. Veamos si tu relación con ese alimento cambia. Yo apuesto a que sí.

EN DEFENSA DE LOS CARBOHIDRATOS Y EL AZÚCAR

Como ya he dicho, yo creía que los carbohidratos eran el Enemigo número 1, que destruirían mi salud y mis hormonas, que me transformarían en una pelota con más granos de los que ya tenía. No hacía más que seguir dietas bajas en calorías. (Menos en la época en que fui crudivegana. Entonces me zampaba siete bolsas de dátiles de un tirón, pero esa es otra histeria, quiero decir otra historia...)

El miedo al azúcar está *profundamente* arraigado en nuestra cultura y nuestra psique. Lo que pensamos actualmente sobre el azúcar se basa en estudios que, una vez más, descuidan el cuadro general, pero se convierten en titulares alarmistas. Por ejemplo, la suposición de que el azúcar produce diabetes y resistencia a la insulina es un típico caso de *confusión entre causa y efecto*[32]. El metabolismo defectuoso del azúcar es el *resultado* de la diabetes, no la causa, y cuando a una persona se le diagnostica diabetes, la limitación del azúcar *contribuye* a mitigar los síntomas, pero no es la curación. En realidad, no consumir suficientes carbohidratos podría incluso *empeorar* los síntomas de la diabetes[33].

Además, circula la idea de que el azúcar es más adictivo que la cocaína. Este fue un titular muy llamativo. La verdad es muy diferente; en una universidad se realizó un estudio en el que las ratas

---

32. N. Barnard, «Does sugar cause diabetes?», *Dr. Barnard's Blog*, 7 de agosto de 2017: https://www.pcrm.org/news/blog/does-sugar-cause-diabetes

33. J. Lott, *In defense of sugar*, Archangel Ink, Venice (Florida), 2015.

preferían las galletas Oreo a la cocaína. (También hubo otro estudio en el que las ratas se suicidaban consumiendo cocaína *si no tenían otra cosa que hacer*. Pero si tenían otras cosas que hacer y había más ratas con las que jugar, olvidaban la cocaína y seguían viviendo felizmente[34].) Lo que trato de decir es que hacer hincapié en que las ratas preferían las galletas a la cocaína es un reclamo morboso que pasa por alto muchos otros factores[35]. Afortunadamente, otros estudios me dan la razón[36].

Más cosas: ¿el azúcar alimenta las células cancerígenas? Bueno, el azúcar alimenta todas las células, es decir, todo el cuerpo, incluido el cerebro. ¿Azúcar y ADHD (o TDAH = trastorno de déficit de atención con hiperactividad)? Ni hablar[37]. En realidad, algunos estudios han encontrado una ligera mejoría en la atención[38].

Pero se trata de novedades que ha aprendido *después* de «Al Diablo con las Dietas». En mi época dietética estaba convencida de que el azúcar era lo peor que podía consumir y creía que la prueba era mi adicción a él. Los carbohidratos eran una droga que inducía a desear *más y más* carbohidratos.

Incluso en los tiempos en que pensaba que «obedecía a mi cuerpo» y comía intuitivamente, *seguía* vigilando los carbohidratos y el azúcar. Siempre, siempre, siempre. Y nunca, nunca comía cereales ni patatas. Procuraba arreglarme con carne y verduras. Y cuando comía fuera, pedía el plato del menú que menos carbohidratos tuviese. Era una maestra en eso. Comía chocolate con el 90 por ciento de cacao y

---

34. J. Hari, *Chasing the scream*, Bloomsbury Circus, Londres, 2016.

35. S. Pappas, «Oreos as addictive as cocaine? Not so fast», *LiveScience*, 16 de octubre de 2013, https://www.livescience.com/40488-oreos-addictive-cocaine.html

36. D. Benton, «The plausibility of sugar addiction and its role in obesity and eating disorders», *Clinical Nutrition* 29 (junio de 2010): https://www.ncbi.nlm.nih.gov/pubmed/20056521

37. M. L. Wolraich, D. Wilson y J. White, «The effect of sugar on behavior or cognition in children: A meta-analysis», *Journal of the American Medical Association* 274 (22–29 de noviembre de 1995): https://www.ncbi.nlm.nih.gov/pubmed/747424

38. Lott, *In defense of sugar*.

me convencía a mí misma de que me gustaba. De postre tomaba crema de almendras y nunca quedaba harta, así que terminaba el bote por la noche. *Pan, no más de dos rebanadas. Fécula o postre. El arroz es un derroche de calorías.* Etcétera, etcétera.

Incluso cuando no seguía una dieta formal, seguía rigiéndome por normas de dietas anteriores. Eran normas discretas y casi indetectables porque las había aceptado como verdades. Pero me dominaban por completo.

¿Y sabéis qué? *Siempre tenía hambre.* Estaba tan preocupada por comer lo menos posible, sobre todo la menor cantidad posible de carbohidratos, que sentía hambre casi en el momento mismo de terminar de comer.

Y me *creía* lo que me habían enseñado sobre los carbohidratos. Creía que cuantos más consumiera, menos salud tendría. Los médicos me decían eso también, así que, en mi opinión, yo actuaba con responsabilidad. Intentara lo que intentase, siempre volvía a las dietas bajas en carbohidratos, convencida de que era lo único que me curaría.

Pensaba además que el azúcar era el motivo de mi adicción a la comida y que evitándolo desaparecerían mis antojos. *El azúcar era la causa de todos los problemas. El azúcar era el motivo de que mis hormonas estuvieran patas arriba. El azúcar tenía la culpa de que yo no adelgazara.*

Pero cuanto más eliminaba el azúcar, más se volvía todo una de esas profecías cuyo cumplimiento forzamos nosotros mismos. Cuanto menos azúcar consumía, más lo deseaba y más problemas tenía mi cuerpo para procesarlo cuando consumía un poco de manera inevitable. Este procesamiento defectuoso de los carbohidratos y el azúcar parecía confirmar con más contundencia mis creencias sobre el azúcar. ¿Y sabéis por qué? ¿Queréis saberlo? Pues porque alimentarse lo menos posible y *querer* consumir poquísimos carbohidratos en cada comida es un disparate biológico.

Creemos que restringiendo los carbohidratos y el azúcar quemaremos la grasa que nos sobra y nos pondremos en forma y muy sanas, pero lo que hacemos en realidad es entrar en una crisis generada por las hormonas del estrés que tendrá por resultado inflamaciones y un metabolismo lento. Quemarás grasa al principio, pero no por mucho tiempo.

Y ahora llegamos al pasaje *más científico* que veréis en este libro.

Cuando el rendimiento (*output*) supera la inversión (*input*) —es decir, cuando no comemos lo suficiente, no descansamos lo suficiente o no consumimos suficientes carbohidratos—, el cuerpo libera adrenalina y cortisol, dos importantes hormonas del estrés que ayudan al organismo a fabricar combustible rápido para las células. Sin este combustible, nos morimos. La fuente de combustible más eficaz es el azúcar (la glucosa), porque utiliza el mínimo de oxígeno, produce casi toda la energía útil y produce casi todo el anhídrido carbónico que limpia de calcio y sodio las células, manteniéndolas estables.

La primera hormona del estrés, la adrenalina, busca glucógeno en los músculos y el hígado para quemarlo como combustible. Luego quemará grasa, lo cual, dicho sea de paso, *no* es bueno para la salud ni el metabolismo, porque la adrenalina usa el triple de oxígeno para quemarla como combustible, produciendo menos anhídrido carbónico y menos energía, y propiciando además las inflamaciones.

La otra hormona, el cortisol, extrae aminoácidos de la piel, el timo y los músculos, y los lleva al hígado para producir energía. Esto reduce la función de la tiroides, los jugos gástricos, la temperatura corporal y el pulso. Dicho con sencillez, la restricción de calorías, o de carbohidratos, ralentiza el metabolismo y produce inflamaciones. Nada bueno.

El azúcar es un macronutriente injustamente demonizado. En realidad es combustible puro que nos mantiene con vida minuto a minuto y se necesita en el aparato circulatorio en todo momento (azúcar en sangre). Negarle glucosa al cuerpo lo obliga a *fabricarla* mediante un proceso complicado que pone en circulación las hormonas del estrés, produce inflamaciones y fastidia el metabolismo.

Cuantos menos carbohidratos consumimos, o cuanto más tratamos de reemplazarlos por edulcorantes de cero calorías, más probabilidades tenemos de padecer hipoglucemia crónica. El cuerpo entiende el bajo nivel de azúcar en sangre como un elemento estresante, pone a trabajar las suprarrenales y produce las hormonas del estrés. El cuerpo supone además que estamos en estado de hambre, lo cual, recordémoslo, lo obliga a responder con la ghrelina, la hormona del hambre (más sobre esta hormona más abajo). En pocas palabras, cuantos *menos* carbohidratos comes, más despacio quema tu cuerpo el combustible y más lento se vuelve tu metabolismo. Y no es eso lo que buscas, te lo digo yo.

En este estado, lo más probable es que alternes los atracones con una ingesta restringida de alimentos y que tu glucemia esté en una montaña rusa todos los días. También podrías pensar en el azúcar de este otro modo: que *se vuelve* adictivo cuando no se consume suficiente, porque lo necesitamos. Como respirar y dormir. Y a diferencia de las drogas, cuando lo consumes voluntariamente de manera sistemática tiene un efecto restaurador y calmante, en el cuerpo y el metabolismo, porque reduce la ghrelina, que a su vez reduce la fijación por la comida, así que el cuerpo ya no siente ninguna «adicción». Consumir carbohidratos calma el apetito y es la única forma de comer normalmente y con naturalidad.

Una vez que empecé a darme permiso para comer platos de arroz o pasta, o quinoa, sin pensar en las viejas normas dietéticas sobre carbohidratos, ocurrió algo mágico: empecé a sentirme llena durante más de veinticinco minutos seguidos.

Volví a comer azúcar, a manos llenas. Fruta. Helados. Miel. Caramelos. Lo consumía incluso sin acompañarlo con proteína. Ya os lo podéis imaginar. Y ahora mi relación con el azúcar es impresionante. No caí en un frenesí azucarero de cuatro años como siempre había temido. Fue más como una juerga de tres meses y luego todo se normalizó. Ahora el azúcar es solo azúcar. Consumirlo terminó mi relación disfuncional con él. Le di azúcar al cuerpo y el cuerpo acabó por decirme la cantidad que necesitaba.

Como muchos carbohidratos al día, pero sé cuándo el cuerpo tiene suficientes. También sé, en mitad de un postre, si tengo que detenerme. No al estilo de las espantosas «escalas de hambre». Solo diciendo: *ya no quiero más*. Deja de parecerme delicioso y el *deseo* de comer desaparece. Y como me permito comer todo el postre que quiera, durante el resto de mi vida, parar no es ninguna hazaña.

Esta es la parte a la que la gente raramente se permite llegar: la neutralización biológica y emocional. Por el contrario, siente miedo, o lucha consigo misma, o se queda en el ciclo atracón/arrepentimiento. Culpabilidad por comer, intento de reducir cantidades y rebelión contra la reducción, y el ciclo continúa.

No digo que comer caramelos y solo caramelos durante el resto de la vida sea una buena idea. *Eso lo saben hasta los tontos*. Pero lo que nos han dicho sobre el azúcar y los carbohidratos es perjudicial para nuestra relación con la comida y la alimentación. Necesitamos algo *más* que azúcar (grasas, proteínas, minerales, vitaminas, luz solar, dormir, relaciones, personas, oxígeno), pero también necesitamos carbohidratos y azúcar. Y cuanto menos los consumamos, más probable será que los deseemos con voracidad y más le costará al cuerpo descomponer proteínas y músculo para sacar el azúcar que el cerebro usará *para mantenernos con vida*.

El azúcar solo es adictivo para las personas que se niegan física o mentalmente (a menudo de las dos maneras) los carbohidratos o las calorías. Es un combustible rápido que deseamos por naturaleza cuando la comida o el combustible no parecen abundantes. Lo repito: el azúcar es adictivo en el sentido en que lo es respirar. Tu cuerpo lo necesita.

Ah, y el chocolate con el 90 por cien de cacao es asqueroso.

EN DEFENSA DE LA COMIDA DELICIOSA Y DECADENTE

La comida deliciosa es saludable. Por favor, fijaos que *no* digo que la comida sana sea deliciosa, sino que *la comida DELICIOSA es saluda-*

ble. Mantequilla, sal, queso, carne, carbohidratos, grasa..., carbohidratos grasos, fruta, verduras cocinadas con mantequilla, estofados, sopas, pan de masa madre, vino, miel, productos lácteos con toda su grasa..., productos deliciosos que *nos sientan de maravilla.*

Quienes hayáis seguido la dieta paleolítica o la de los 30 Días (Whole30) sabéis ya que las calorías no son «el problema». Pero me gustaría hablar un poco más sobre esto. Porque, incluso cuando seguía la dieta paleolítica, continuaba pensando que el *objetivo* era acabar dependiendo poquísimo de la comida, es decir, comer menos y ser un hada sexy, carnívora y más delgada que un fideo.

Pero resulta que los alimentos que el cuerpo necesita son los que tienen grasa, hidratos de carbono y calorías. Estos contienen los macronutrientes, los minerales y las vitaminas que necesitamos. La vieja creencia que decía que las calorías y los carbohidratos eran el problema está totalmente desfasada. Comer alimentos dietéticos propicia la desnutrición y nos priva de las vitaminas, los minerales y los macronutrientes que necesitamos. Es lo que perpetúa el ciclo de la fijación por la comida. Necesitamos calorías, necesitamos carbohidratos, grasas y proteínas, todos los días, durante toda la vida. El plato de 250 calorías es una tomadura de pelo. Necesitarías doce platos de 250 calorías al día. O más.

Quienes temen las grasas o, en concreto, las grasas saturadas, las temen por la misma razón por la que temen la obesidad: por desinformación y por afán de buscar un chivo expiatorio.

Por ejemplo, la guerra contra la mantequilla es otra malintencionada (y potencialmente siniestra) tergiversación, y su relación con las enfermedades cardíacas es, una vez más, una mentira pura y simple. Las enfermedades del corazón eran muy escasas en Estados Unidos a principios del siglo XX, época en que la gente comía mucha mantequilla y grasas saturadas. Entre 1920 y 1960 aumentaron hasta ser el asesino número uno del país, y en ese mismo período el consumo de mantequilla pasó de 9 a 2 kilos por persona y año, y empezamos a consumir margarina.

Puedes comer lo que te dé la gana —al fin y al cabo, en eso consiste «Al Diablo con las Dietas»—, pero tengo la obligación de decirte que la margarina se inventó como producto dietético barato en un laboratorio y se comercializó como opción sana, mientras que la mantequilla se satanizó, y la gente *sigue* aferrada en la actualidad al miedo a las grasas saturadas por culpa de aquella desinformación.

La mantequilla contiene muchos elementos que nos protegen de las enfermedades. Es la mejor fuente de vitamina A, necesaria para el buen funcionamiento de la tiroides y las suprarrenales; contiene vitamina E, lecitina y selenio. Es buena para el sistema inmunológico, la artritis y los intestinos y quizá incluso para el cáncer. Sus ácidos grasos de cadena media nos protegen de gérmenes patógenos y tienen potentes efectos antifúngicos y antitumorales. La verdad es que me cuesta elegir entre los millones de cosas buenas que podría decir de la mantequilla, pero creo sinceramente en ella, sobre todo en la amarilla, la procedente de vacas alimentadas con hierba[39].

La grasa es importantísima para nuestra función hormonal, y esas grasas animales y de los productos lácteos que se vienen desacreditando desde hace mucho tiempo contienen ácido butanoico, que nos protege y restaura el intestino, y es útil para el síndrome metabólico, la insulinorresistencia y las inflamaciones[40]. Y, siguiendo esta lógica, el queso es un alimento sano. Bienvenido sea. Muy bienvenido.

Las vegetarianas o veganas evidentemente no tenéis que comer mantequilla ni grasa animal solo porque yo diga que son sanas (también yo he sido vegetariana y vegana durante un tiempo). «Al Diablo con las Dietas» no obliga a nadie a comer nada por el solo hecho de

39. S. Fallon y M. Enig, «Why butter is better», Weston A. Price Foundation, 1 de enero de 2000: https://www.westonaprice.org/health-topics/know-your-fats/why-butter-is-better/

40. A. Price, «What is butyric acid? 6 butyric acid benefits you need to know about», Dr. Axe: Food Is Medicine, 15 de junio de 2017: https://draxe.com/butyric-acid/

que sea sano. Pero animo a quienes hacen dieta y a los que sufren trastornos de la conducta alimentaria, y sean vegetarianos y veganos, a que sean sinceros consigo mismos y se pregunten por qué, por qué, por qué comen lo que comen.

Al finalizar el día es lo único que podemos preguntarnos a propósito de todo: *¿por qué hago lo que hago?* Yo creo haber dado ya una serie de razones científicas por las que necesitamos muchos carbohidratos, mucho azúcar y mucha grasa. Entonces, *¿por qué aún os dan miedo los pasteles, criaturas?*

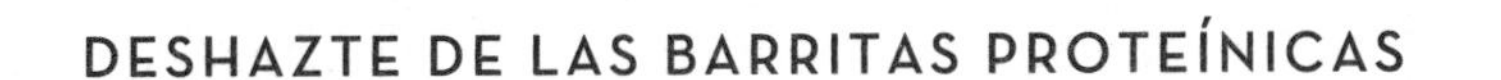

DESHAZTE DE LAS BARRITAS PROTEÍNICAS

Bueno, puedes conservarlas si realmente te gustan, pero este paso consiste en revisar la cocina, la despensa y el frigorífico y en tirar toda la comida que tienes únicamente porque crees que «deberías» tenerla, pero cuyo sabor en realidad no te gusta. El objetivo es, pues, práctico y simbólico.

Si tirar los burdos productos dietéticos o «sanos» que guardas representa para ti una pérdida importante, piensa entonces en las cosas que has comprado porque te dijeron que eran sanas, pero que no te gusta comer; y no vuelvas a comprarlas.

Pero opino que debes deshacerte de ellas. Y si no quieres que se desperdicien, regálaselas a los sin techo. Pero no me preguntes si eso es caridad o crueldad.

EN DEFENSA DE LA SAL

Cuando empecé a hacer dieta, allá en el instituto, oí decir que si bebía mucha agua me desaparecería el hambre. Y *me puse a beber litros de agua porque era fabuloso obedecer un consejo dietético.* Bebía agua hasta con manguera. Era capaz de zamparme una botella entera de golpe. *Me entusiasmaba beber agua.* Y cada vez tenía más sed. Bebía más agua que ninguna persona que conociera y también tenía *muchísima más sed* que todos mis conocidos. Y no paraba de mear. Pensaba: «¡Ved qué responsable soy! ¡Mi orina es transparente!»

Era emocionante tener aquella capacidad para beber agua, pero la verdad es que me estaba amargando la vida. No podía entrar en un cine porque tenía que levantarme a mitad de la película. No paraba de mear, siempre tenía sed y siempre tenía hambre. ¡Pero obedecía las instrucciones! Era una buena alumna que se atiborraba de agua.

Estuve así diez años y este régimen derivó en una sobrehidratación que me causó una especie de *deshidratación*, porque al orinar expulsaba toda clase de electrolitos y minerales, que son esenciales para las funciones de casi todas las partes de nuestro cuerpo. Siempre tenía sed, pero me limitaba a beber agua normal y corriente, y cuando la evacuaba, se llevaba más electrolitos. El remedio no consiste en beber más agua, sino en tomar más minerales, y concretamente, sal.

Esta toma de conciencia hídrica se produjo en el mismo momento que ideé «Al Diablo con las Dietas», así que para volver a hidratarme empecé a beber agua mezclada con zumo y sal. En realidad fue una experiencia interesante, porque me obligó a admitir que mi obsesión por el agua corriente podía acabar conmigo. Cuadraba con la idea de que *necesitamos comida, electrolitos, sal, azúcar, minerales, vitaminas y nutrientes*, ya que al orinar no expulsamos solo H_2O. La solución es *nutrirse de nuevo.*

La buena noticia es que la relación entre la sal y la hipertensión también se basa en ideas científicas no demostradas. Según Morton Satin, «al acabar la II Guerra Mundial, momento en que la congelación sustituyó a la sal como método de conservación de alimentos, el consumo de sal disminuyó radicalmente en Estados Unidos (en otros países ocurrió un poco después) hasta la mitad, que viene a ser nueve gramos (1,8 cucharadas) al día. Y, según datos basados en la cantidad de sodio excretada en la orina cada veinticuatro horas, ese consumo se ha mantenido estable en los últimos cincuenta años. Durante ese tiempo, los índices de hipertensión han aumentado»[41].

El drama de la sal no es más que eso: un drama, es decir, *teatro*. Necesitamos la sal. La sal es un nutriente vital y la necesitamos para el normal metabolismo de las células. Es necesaria para el funcionamiento de nuestro sistema nervioso y nuestros jugos gástricos, para neutralizar los elementos patógenos de la comida, para los fluidos extracelulares, para la sangre y el plasma. No consumir suficiente sal hace que el cuerpo entre en estado de ahorro-del-sodio que, con el tiempo, produce *inflamaciones*, insulinorresistencia, enfermedades metabólicas y cardiovasculares, y trastornos cognitivos[42]. Chris Kresser afirma: «Los animales con continua deficiencia de sodio buscan alimentos salados y a menudo consumen mucho más sodio del que necesitan para restaurar la homeostasis. Estos cambios conductuales en respuesta a una inadecuada ingesta de sal corrobora la importancia biológica de su consumo cotidiano».

La población yanomami, que vive en la selva brasileña, fue investigada en el marco de un estudio internacional sobre consumo de sal y presión arterial llamado «INTERSALT Study»[43], con objeto de demostrar que el elevado consumo de sal aumenta la presión arterial. La población yanomami consumía muy poca sal, circunstancia que el estudio INTERSALT *correlacionaba* con la baja presión arterial de sus miembros y la ausencia de enfermedades cardiovasculares entre ellos. Ahora bien, aquí hay dos problemas importantes. Uno es que correla-

---

41. M. Satin, «Salt and Our Health», Weston A. Price Foundation, 26 de marzo de 2012: https://www.westonaprice.org/health-topics/abcs-of-nutrition/salt-and-our-health/

42. M. Morris, E. Na y A. Johnson, «Salt craving: The psychobiology of pathogenic sodium intake», *Psychology and Behavior* 94 (6 de agosto de 2018): https://www.ncbi.nlm.nih.gov/pmc/articles/PMC2491403/

43. J. Stamler, «The INTERSALT Study: Background, methods, findings, and implications». (febrero de 1997): https://www.ncbi.nlm.nih.gov/pubmed/9022559

ción no implica causalidad. Y el otro que la población estudiada tenía *bajísimas* esperanzas de vida, entre veintinueve y cuarenta y seis años. Así pues, ¿qué buscamos aquí realmente con la reducción de sal? Chris Kesser manifestó a propósito del estudio INTERSALT: «Cuando la esperanza de vida media se relaciona con la ingesta media de sal de los países, la tendencia muestra que el consumo de sal más alto se correlaciona realmente con la esperanza de vida más larga». Toma castaña[44].

Todo lo que nos vienen diciendo sobre la comida es básicamente falso. Así que me alegro de ser yo quien te diga que puedes y debes tomar sal, junto con las demás cosas. Y, como ocurre con otros productos, puedes tener confianza porque, cuando hayas consumido *demasiada sal*, te apetecerá beber agua y viceversa.

No tengas miedo. Recuerda que si te da la impresión de que orinas demasiado, puedes beber agua mineral o poner sal marina, electrolitos u otros minerales en el agua. Es un buen pretexto para volver a la infancia y tomar zumos. De nada, cariño.

EN DEFENSA DE LAS «PORQUERÍAS»

No te preocupes, no voy a decirte aquí que unos alimentos son mejores que otros. Tu objetivo ha de ser siempre la neutralización de la comida. Este capítulo es para las personas que *no pueden dejar de juzgar determinados alimentos*. Es para las personas que no pueden olvidar las monstruosidades que han aprendido sobre ciertos ingredientes o aditivos. Es para las personas que siguen teniendo miedo de las comidas que comen y que consideran «porquerías». No te digo que te pongas a juzgar la comida, lo único que quiero es aclararte algunas cosas sobre alimentos que tú has juzgado ya.

---

44. C. Kresser, «Shaking up the salt myth: The human need for salt», *Chris Kresser: Let's Take Back Your Health*, 13 de abril de 2012: https://chriskresser.com/shaking-up-the-salt-myth-the-human-need-for-salt/

No te obsesiones por la «limpieza» y la «sanidad» de tu comida. Supongo que no hace falta recordarte que «sano» significa cosas distintas para organismos diferentes. Entrar en detalles sobre lo que significa «sano» es menos importante que hablar de la enfermiza obsesión por evitar y juzgar las «porquerías». Y cuando digo «porquería», me refiero a alimentos que *tú* consideras insignificantes e inútiles.

Yo soy partidaria de que comas cualquier cosa orgánica y nutritiva que te apetezca y saborees a gusto, pero aferrarte *obsesivamente* a una dieta de productos integrales mientras sigues «Al Diablo con las Dietas»... no es mandar las dietas al diablo. Te angustiarás y tendrás problemas si sigues por ese camino. Además, la mayoría de la gente no se puede permitir alimentos orgánicos artesanales que llegan directamente del campo, pero podemos dejar eso para otro libro y concentrarnos en este en los desarreglos del comer.

Hay una gran diferencia entre buscar alimentos que deseas sinceramente o buscarlos porque estás obsesionada y te aterrorizan las alternativas. El miedo, la *angustia* y las obsesiones siempre se cruzarán en tu camino. La obsesión por la comida sana no es sana. Tu miedo a las «porquerías» no te sirve de nada, y nunca te ha servido.

Si estás demasiado aferrada a tus opiniones sobre las porquerías, creo que, en vez de esperar a que cambien de la noche a la mañana tus miedos y creencias, es mucho más práctico que te animes a consumir cualquier cosa que consideres porquería. Incluso la más inútil que se te ocurra. Podrías comer esos alimentos el resto de tu vida, y te lo digo muy en serio. No solo te darás permiso para comerlos, sino que te permitirás comerlos en abundancia, y saborearlos, y te darás cuenta de que te gustan aunque creas que no son sanos. Porque te diré una cosa: incluso los cheetos te mantendrán con vida en una época de carestía.

Mi argumento es: *come y calla. La nutrición no entiende de extremismos.* Tu cuerpo te irá diciendo con el tiempo lo que acepta y lo que no. Otro argumento que me autoriza a emplear el término «porquería» es este: en *«Al Diablo con las Dietas» entran incluso alimentos que no defenderías ni en sueños, ¿y sabes por qué? Porque relajan.*

El perfeccionismo gastronómico no te ha llevado a ninguna parte. La ansiedad que sientes por lo que comes posiblemente es peor que la propia comida. Se ha demostrado que la ansiedad cambia la microbiota intestinal[45], puede impedir o ralentizar la digestión y propiciar inflamaciones[46]. El revestimiento del intestino (epitelio intestinal) es parte de nuestro sistema nervioso y todos los procesos que se producen en nuestro cuerpo están conectados entre sí. La ansiedad afecta físicamente al cuerpo, al sistema nervioso y a las funciones y los procesos fisiológicos.

En cambio, en circunstancias más relajadas, el cuerpo está preparado y equipado para asimilar lo bueno de la comida y eliminar lo malo. Motivos todos para ceder durante este proceso y darte permiso para comer cualquier cosa que te apetezca, comida sana, porquerías o cualquier producto que quede entre los dos extremos.

Todas mis amigas de primera y segunda enseñanza se hicieron mayores comiendo Fruit Roll-Ups (pectina afrutada), Lunchables (galletas, pizzas, nachos...) y Cap'n Crunch (cereales), mientras yo me alimentaba con legumbres ecológicas, arroz y Tofutti (helado de queso vegano), crema de almendras y bocadillos de pita integral con jalea orgánica. ¿Adivináis quién acabó teniendo problemas de salud? Ellas no. Yo sí. No culpo a la comida que comía, solo digo que la salud es más complicada de lo que parece y consiste en algo más que comer determinados alimentos y evitar las porquerías.

---

45. I. A. Marin y otros, «Microbiota alteration is associated with the development of stress-induced despair behavior», *Scientific Reports* 7 (7 de marzo de 2017): https://www.nature.com/articles/srep43859

46. C. Kresser, «How stress wreaks havoc on your gut–And what to do about it», *Chris Kresser: Let's Take Back Your Health,* 23 de marzo de 2012: https://chriskresser.com/how-stress-wreaks-havoc-on-your-gut/

Las porquerías no te fastidiarán la vida. En el panorama general te ayudarán a deponer resistencias, a perder el miedo a la comida y, por último, a escuchar lo que tu cuerpo quiere *realmente*. Es posible que casi siempre sea preciosa comida artesanal que llega directamente del campo. Pero también es posible que quieras de vez en cuando una deliciosa chuchería de color fosforito.

PRODUCTOS DIETÉTICOS QUE SON UNA PORQUERÍA

Mira, tienes permiso para comer lo que se te antoje hasta el fin de los tiempos. Pero voy a meterme con la comida dietética. Lo primero y principal: ¿por qué? Pues porque aquí queremos que te alimentes con calorías *de verdad*.

Los productos dietéticos defienden la idea de consumir «alimentos de cero calorías». Se han fabricado en laboratorios y se venden a las personas prometiéndoles salud y pérdida de peso. Y es un camelo. Hay muchos indicios de que cuando consumes edulcorantes (aspartamo, sucralosa, Splenda, etc.) tu cuerpo sigue creyendo que es azúcar y libera insulina, pero no hay azúcar en tu cuerpo, así que en realidad es muy contraproducente. Pueden producir hipoglucemia, elevada cantidad de hormonas del estrés, etc.

Podría argüir que, por definición, la comida dietética no tiene cabida en «Al Diablo con las Dietas», porque mi idea es llevaros a un mundo que nos llene de calorías auténticas y no de comida que llena pero sin apenas calorías. Pero como, a pesar de todo, esto es «Al Diablo con las Dietas» y si te va a dar un telele porque te digo que «no deberías» beber soda (gaseosa) dietética, válgame Dios, haz lo que te salga de las narices. Pero te animo una vez más a que seas sincera contigo misma y te confieses *por qué* quieres conservar en tu vida la soda dietética. ¿Y por qué empezaste a beber soda dietética?

Algunas personas alegan que en realidad les gusta el sabor, cosa que cuestiono legítimamente, porque yo la consumía en otra época y bebía quizá cinco sodas al día. Una alumna me *juraba* que le gustaba a rabiar la marca Fresca, hasta que comprendió que tenerla en el frigorífico significaba que aún tenía esperanzas de adelgazar.

Los edulcorantes saben a rayos. Sin embargo, aquí mandas tú. Haz lo que te dé la real gana.

LA PUREZA NO EXISTE

Cuando tenía catorce años me dijeron que tenía síndrome de ovarios poliquísticos, un síndrome hormonal y metabólico que a menudo se asocia con la insulinorresistencia y el aumento de peso. Básicamente, no se sabe qué lo causa y no tiene curación, así que se recomienda a las personas afectadas que se pongan a dieta. Mi médico que dijo que vigilara los carbohidratos, que hiciera ejercicio y procurase no engordar. Seguí el consejo del médico y tomé una decisión: «Lo solucionaré haciendo bien las cosas. Adelgazaré, comeré concienzudamente y me curaré».

Imaginaba que necesitaba limpiarme los carbohidratos del cuerpo, limpiarme de malas comidas y eliminar la grasa corporal, que, evidentemente, era perjuidicial por sí sola.

Por si queréis saber el resultado, fue un desastre total que duró diez años. No hacía más que darme atracones de comida y cada vez me sentía peor conmigo misma. Y me obsesioné por la pureza. Nada era nunca suficientemente bueno, los alimentos nunca eran suficientemente puros y mi cuerpo nunca se depuraba lo suficiente.

Esto se llama ortorexia: obsesión por la pureza alimentaria. Aparece a menudo con la restricción calórica y la obsesión por el peso, pero es un trastorno que produce desdicha por sí solo. Es muy común y puede confundirse fácilmente con la «vida sana». Cuando eres ortoréxica puedes engañarte *a ti misma* fácilmente y convencerte de que solo estás preocupada por la salud. Pero la obsesión nunca es sana.

¿Seguro que no estoy hablando de ti? Aquí tienes un barómetro sencillo: si la conducta que sigues te produce tensión, terror u obsesión, ni vale la pena ni funcionará. En «Al Diablo con las Dietas», comer porquerías está especialmente indicado para personas que han estado obsesionadas por la pureza de la dieta.

Darte permiso para comer porquerías es como tomar un medicamento para la mente. Es como terapia cognitivo-conductual para las personas ortoréxicas. Necesitas aumentar tu tolerancia y adquirir cierta neutralidad en relación con los productos que te asustaban. Mientras no lo hagas, tu ortorexia seguirá manipulándote en la sombra.

Tener miedo de las «porquerías» (de cualquier alimento o comida que *tú* consideres porquería) no hará sino aumentar tu desdicha más de lo necesario. Además, es poco práctico. Tienes que hacer frente a las porquerías y las chucherías que tanto abundan en este mundo malo y tendrás que superar el miedo si no quieres ser víctima de temblores irracionales cada dos por tres. La pureza no existe, y pensar en alcanzarla es andar a ciegas y vivir dominada por el miedo y el deseo de controlar.

Si has tenido un problema crónico de salud, sé lo que sientes. Algunos cuerpos pueden sobrecargarse de metales pesados, productos químicos y otras cosas, cada cuerpo tiene su debilidad propia, pero el arquetipo de la pureza sigue sin ser válido. Es algo imposible. En vez de pensar en entelequias, tenemos que modificar nuestro modo de concebir la salud.

En el pasado, si alguien osaba echar frituras impuras de maíz en mi puro guacamole, *echaba a perder todo lo que tanto me había costado incorporar a mi infeliz, obsesiva, pura y perfecta comida. Porque con tanto trabajo era muy probable que mi salud mejorase muy pronto, pero aquellas frituras impuras lo estropeaban todo.* Las frituras me precipitaban en la depresión y el consiguiente pánico.

La culpa era de aquellas dietas de todo o nada que, además, parecían prometer que una vez arreglases los desajustes de tu cuerpo —comiendo con pureza y perfección—, llegarías a un estado en el que nunca más te obsesionarías por la comida. La pureza te purificaría. Te curaría. Eliminaría todos tus antojos y desaparecerían el apetito y las ganas de atiborrarte.

Esto no funciona. *No puede* funcionar. Porque los antojos y el apetito son humanos, como también lo son las emociones. Y, en ambos casos, querer borrarlos del mapa surte el efecto contrario y hace que te obsesiones más que nunca.

NO NECESITAS UN PLAN DETOX DE ZUMOS Y LICUADOS

Mi acupuntor me dijo en cierta ocasión: «Olvida eso de "desintoxicarse", lo que has de hacer es cambiar de enfoque y ver la salud como el apoyo del cuerpo. Y el hígado. Y las hormonas».

Necesitamos cambiar nuestra perspectiva y entender la salud de otro modo: como *apoyo y alimentación* del cuerpo, no como purificación. Te irá mucho mejor si favoreces la labor del cuerpo, la circulación y demás funciones, para que el sistema de desintoxicación natural haga su trabajo.

Come alimentos que creas que son nutritivos para ti. Come alimentos que realmente te llenen. Come alimentos que satisfagan tus antojos. Come alimentos que te sacien y hagan que te sientas bien. Unas veces serán galletas, sin duda, pero otras será una sopa, otras pasta a la boloñesa, o ensalada de espinacas, o cualquier otra cosa que haya entre ambos extremos.

Para una mentalidad restrictiva, la idea de «eliminar» determinados alimentos o ingredientes se vuelve caótica muy pronto. La respuesta es *sumar* nutrición, no *restar* alimentos. Recuerda que tu antojo es el medio de interpretar lo que te nutrirá en ese momento.

Por ejemplo, si crees que tu digestión necesita ayuda, ¿por qué no añades alimentos curativos y probióticos en vez de restringirlos? Si crees que necesitas o te apetecen más verduras, ¿por qué no las añades a una comida en vez de recurrir a una terapia detox a base de zumos?

La verdad es que puedes hacer lo que quieras. Puedes comer como quieras. Puedes añadir o quitar los alimentos que elijas. Tú mandas SIEMPRE, día tras día, comida tras comida. Si determinado alimento no te sienta bien, tienes todo el derecho y en tu mano está la posibilidad de evitarlo o experimentar con él. Lo que te digo es que enfoques de otro modo lo que te han enseñado sobre la comida y la salud. Has de entender que menos no siempre significa más. A veces, menos significa… menos.

En realidad necesitas mucha variedad y calorías que contribuyan realmente a tu salud, a desintoxicarte, a reponerte, a poner a tono tus hormonas, tus huesos, tus músculos y tu cerebro, a moverte en este mundo. Empieza a alimentarte y haz que sea importante para ti.

DEMASIADAS NORMAS DIETÉTICAS

¿Crees que los dónuts te engordan directamente las caderas? ¿Y que los huevos tienen demasiado colesterol? ¿O que la fruta contiene demasiado azúcar? ¿O que no puedes comer tres horas antes de acostarte? ¿O que el gluten es *mortal para todo el mundo*?

Deberías hacer balance de todo lo que han hecho contigo las dietas y los libros dietéticos. Esas normas tienen la culpa de que estés obesionada por la comida. Esas normas todavía disparan alarmas en el fondo de tu mente. En parte son causantes de tus atracones. Y ya no tienen permiso para ser parte de tu vida.

Una clienta me contó hace poco que había establecido una relación entre su forma de enfocar la comida y su forma de vivir la vida: «Pensar en las normas gastronómicas me hace pensar en las "normas" sobre la vida que he asimilado. Por ejemplo, me enseñaron a terminar lo que había empezado (comerme todo lo que había en el plato). Empiezo a creer que pensar de manera saludable en la comida contribuye a pensar de manera saludable en la vida. Las cosas están mucho más imbricadas de lo que creía».

Es probable que también tú te hayas fijado en eso. Una vez que empiezas a comprender las normas que te guían a la hora de comer, te das cuenta de que hay un millón de pequeñas normas que obedeces en todos los aspectos de la vida. Es muy útil descubrir lo que tienes en el subconsciente y entenderlo, para que no te manipule desde las sombras.

VIEJAS NORMAS DIETÉTICAS

Primero haz una lista de todas las dietas que has empezado, sin que importe durante cuánto tiempo las has obedecido.

Luego elabora una lista de las normas que esas dietas te implantaron en el cerebro.

Luego haz una lista de las «normas variadas» que aprendiste de tus tías, de Internet o con los anuncios de yogures.

Luego escribe una razón para desmentirlas, una por una. Luego quema el papel, si quieres. O, si no quieres ser tan melodramática, escribe al final algo como: «Adiós y hasta nunca». Y luego lo quemas.

PERO ¿Y LA SALUD?

No tienes que renunciar a ella, pero este libro te pide que redefinas la salud, tu forma de buscarla y el papel que el peso y la comida desempeñan en tu vida. Te estoy pidiendo que recapacites, porque en tu búsqueda podrías haberte fijado en las cosas que no interesan. Te estoy pidiendo que entiendas que esas enfermedades que se vienen considerando «derivadas del peso» podrían no ser resultado del peso, sino más probablemente de la *tensión*. Y da la casualidad de que hacer dieta es una de las formas más efectivas de estresar el organismo.

Tener una relación disfuncional con la comida *no es* sano. Hacer dieta, imponerse restricciones y adoptar dietas extremas que van de un extremo a otro no es bueno a largo plazo. Así que, al nivel más elemental, «Al Diablo con las Dietas» quiere mejorar no solo tu salud física, sino también, en general, tu salud mental, emocional y espiritual.

La salud es muy complicada y a ella contribuyen muchos factores muy variados, pero vivir la vida con un metabolismo oprimido es perjudicial para la salud e impide que el cuerpo desarrolle el verdadero apetito. Pesar poco no equivale de manera automática a tener mejor salud y viceversa. Cambiar esta asociación es cambiar las reglas del juego. Recuerda que las personas que pesan muchísimo pueden estar muy sanas, y que tener grasa de más puede incluso ser una *protección* cuando, por ejemplo, te recuperas de una intervención quirúrgica. En realidad, los pacientes con «sobrepeso» según el IMC (índice de masa corporal) tienen menos probabilidades de fallecer después de una intervención cardíaca y tienden a vivir más[47]. La *salud* escucha a tu cuerpo. Y nuestro *objetivo*, en «Al Diablo con las Dietas», es normalizar tu relación con la comida para que, al final, puedas escuchar *sin problemas* lo que quieras y necesites.

Pero escuchar a tu cuerpo es casi imposible cuando tu metabolismo está dañado y aún tienes miedo de casi todos los alimentos. ¿Cómo vas a escuchar y oír a tu cuerpo cuando tu cuerpo está pidien-

47. C. Gillespie, «Being overweight can actually be good for you—Especially after a heart attack», *Reader's Digest,* 23 de julio de 2017: https://www.rd.com/health/conditions/can-you-be-overweight-and-healthy/

do a gritos más calorías? ¿Cómo vas a obedecer lo que quiere cuando has descalificado el 95 por ciento de los alimentos del mercado y engordar te da más miedo que el monstruo de Frankenstein? No puedes. De ese modo nunca llegarás a comer intuitivamente. Así que, si lo que quieres es salud y darle al cuerpo lo que necesita, has de completar la travesía y llegar a la *otra* orilla.

Primero sigue los consejos de «Al Diablo con las Dietas» y poco a poco irás entendiendo el idioma de tu cuerpo, y estarás en mejores condiciones para escuchar y buscar la salud que deseas sin tensiones, confusiones ni obsesiones por la comida y la delgadez.

Celeste me contaba: «Al principio solo me apetecían comidas pesadas, pero un día me apeteció de pronto la frialdad vigorizante de una ensalada. Incluso para mí fue una sorpresa. *Nunca* me habían apetecido las ensaladas. En realidad, estaba *tan harta* de las ensaladas que apenas podía con ellas. Y ahora me apetecen cosas muy variadas y me las como sin titubear cuando tengo hambre. ¡Es fantástico!»

Además, muchas personas advierten que su salud mejora cuando mandan a paseo las normas gastronómicas. Carrie se puso en contacto conmigo para contarme que su salud había experimentado cambios después de emprender el programa de «Al Diablo con las Dietas». «He estado peleando con el colesterol durante meses y no he hecho más que cambiar de medicación y de dieta —me escribió—. Desde que empecé ADCLD he estado comiendo lo que me apetecía sin pensar en su "presunto" impacto en mi colesterolemia, y actualmente [...] ¡está mejor que nunca! ¡¡¡Estoy emocionada y me siento de maravilla!!!» (Los signos de admiración son auténticos.) Naturalmente, no digo que será la misma experiencia para todo el mundo, pero a veces el cuerpo necesita que confíen en él.

Nadie conoce la dieta ideal. He consultado con médicos y nutricionistas que me recomendaban dietas completamente dispares. Uno me dijo que siguiera la dieta paleolítica —mucha grasa, mucha carne, pocos carbohidratos, nada de cereales, nada de fruta y no mezclar nunca jamás los carbohidratos *con* las proteínas. Otro me dijo que comiera mucho cereal integral y proteínas magras, y subrayó la importancia de mezclar los carbohidratos *con* las proteínas, por el azúcar en sangre. Otro me dijo que me concentrara en la fruta y las verduras y me hiciera vegana. Y otro me sugirió que comiera según mi tipo sanguíneo y alimentos sin gluten.

Qué absurdo es todo esto, ¿verdad? Si hacéis una lista con todos los alimentos que estas dietas médicas consideran malos, resulta que *toda la comida es perjudicial.* De modo que lo contrario también puede ser verdad. Si tratamos de conciliar todas las normas y los consejos que nos dan, acabaremos en el manicomio.

Si estás convencida de que determinada dieta es inequívocamente la idónea, seguro que hay un científico que está totalmente convencido de lo contrario. He oído decir a ciertas personas que la dieta vegana curaba los desequilibrios hormonales y a otras que afirmaban que la dieta vegana era responsable de sus desequilibrios. No existe la verdad dietética definitiva, porque en nuestra salud intervienen *muchos más factores* que los alimentos y que nuestra forma de digerirlos y procesarlos. Y suponer que hay una dieta idónea para humanos que viven en territorios variadísimos de todo el globo..., *pssss.* Dejémonos de verdades alimenticias definitivas. Pensemos en la alternativa: que necesitamos cosas diferentes en días diferentes y durante fases diferentes de nuestra vida.

La salud es mucho más complicada y holística que una sencilla ecuación matemática. Nos han hecho creer que el peso y la ingesta de alimentos son los factores que más determinan la salud, pero no es verdad. Melissa Fabello afirma: «La medicina occidental medicaliza en exceso la salud, cosa que en principio parece sensata. Pero solo porque los intereses sociales nos han hecho creer que el cuerpo funciona como una maquinaria y que basta un ajuste de los médicos para que vivamos mucho años con salud. Pero no es así. Nuestra salud no está determinada únicamente por lo que ocurre en el cuerpo: necesitamos ampliar nuestra concepción del proceso. No porque la medicina no sea legítima, sino porque está limitada»[48].

También quisiera señalar algo que podría parecer un poco polémico, pero... la verdad es que no tenemos por qué dedicar toda nuestra vida a la salud y la curación. Y lo digo como persona que *ha* dedicado toda su vida a curarse. Mi cuerpo luchaba: genética, ambiental, emocional, físicamente. Y durante muchos años seguí dietas para mejorar las cosas, pero las dietas las empeoraron. Me hacía responsable de todas estas batallas por alcanzar la salud, aunque en el fondo la culpa no era mía, y cuando terminé por comprenderlo, me sentí libre. La cantidad de presión y culpa que sentía por no tener suficiente salud me hacía polvo. No todo el mundo se responsabilizará de sus forcejeos con problemas de salud crónicos, pero si tú eres una de esas personas..., entonces quiero que no sigas mordiendo el anzuelo. Porque te has preocupado. Lo has intentado. Pero hay cosas que son muy difíciles de calcular y entender. Hay cosas que escapan a nuestro control. Y hay cosas que una pizza puede curar. La vida es muy misteriosa.

No *tienes* que entenderlo todo. Y si el precio que tienes que pagar por la salud física es la salud mental y la calidad de vida, ¿estamos hablando realmente de salud? ¿Y cuánto durará?

«Al Diablo con las Dietas» fue para mí el paso lógico que debía dar si quería tener una salud completa. Había buscado con tanto tesón una buena dieta durante tanto tiempo que cuando comprendí los efectos que las restricciones producen en las hormonas del estrés, el metabolismo y la salud mental, y encima conocí los efectos curativos de los satanizados carbohidratos y el azúcar, me di cuenta de que habían sido las dietas que había seguido durante tantos años lo que había estropeado mi salud, en vez de mejorarla.

---

48. M. Fabello, «5 social theories that prove health is constructed», *Everyday Feminism*, 28 de septiembre de 2017: https://everydayfeminism.com/2017/09/proof-that-health-is-constructed/

En este momento creo firmemente que parar las restricciones es mejor para tu salud mental, para tu salud física, para tu metabolismo, para tu absorción de nutrientes y para tu nivel de inflamación. Y no solo eso, sino que tu cuerpo hablará si te preocupas de alimentarlo, vivirlo y escucharlo.

Debes saber que, si tienes demasiado miedo de dar un paso adelante, puedes buscar un nutricionista o dietista versado en el programa *Health at Every Size* («Salud para todas las complexiones») que te ayudará a abandonar las dietas obsesivas y a curar los trastornos alimenticios. Pero debes ser consciente de que muchos nutricionistas tienen sus propios problemas de alimentación y prejuicios relativos al peso, así que procura buscar un nutricionista que te ayude y no enturbie este proceso aún más. Tus deseos mandan.

«¡PERO SOY UNA TRAGONA!»

Muchísimas personas creen que su afición a los atracones las convierte en una excepción. Piensan: «Sí, entiendo por qué la gente se concentra en comer si han sufrido restricciones, pero yo trago como una lima, no soy de las que picotean. Básicamente, soy una tragaldabas».

Pero la verdad es esta: *casi todas* las personas que hacen dieta también son tragonas. Yo era una tragona, y el 95 por ciento de quienes me leen y siguen mis cursos también lo han sido durante años. Escribí este libro, en realidad, *para gente que devora,* no para personas con anorexia. Me gusta pensar en los tratornos alimenticios como en una regla graduada, como en un espectro. La anorexia y la bulimia están en un extremo y el comer natural y neutral (que es nuestro objetivo) se encuentra en el otro. «Al Diablo con las Dietas» quiere ayudar a los «comedores caóticos» que están en la zona central. Los comedores caóticos son los que se pasan la vida alternando dietas extremas con atracones, y comprenden también a los que siguen dietas ocasionalmente. Eso no significa que este libro no pueda ser útil también a la gente con anorexia y con bulimia, pero las personas que se recuperan de estas enfermedades suelen necesitar apoyo profesional. Lo repito por enésima vez: si te has impuesto alguna clase de restricción extrema, que te perjudica, busca ayuda, te lo pido por favor.

La gran pregunta es: ¿sufren de trastornos alimenticios los comedores caóticos? Sinceramente, todo depende de cómo definas los términos, pero si quieres saber mi opinión, yo diría que *sí* por precaución, porque de un modo u otro entran en la zona del espectro del trastorno alimenticio.

Pero para las personas que se califican de tragonas, el problema general es el siguiente: creen que la solución estriba en controlarse más, sin entender cómo les afecta la restricción. Casi todos los comilones creen que tienen un trastorno alimentario compulsivo, que los episodios se suceden en el vacío y que una «dieta mejor» en cierto modo los curará, *pero eso es restricción*. Es probable que las personas que temen tener un trastorno alimentario compulsivo no lo tengan. El trastorno alimentario compulsivo aislado, con otras complicaciones, es muy raro y por lo general es resultado de trastornos congénitos que provocan que la persona nunca se sienta saciada[49]. Si has tenido restricciones o seguido dietas alguna vez, por definición *no tienes este trastorno*. Lo más seguro es que tus atracones de comida sean un trastorno *reactivo*[50] que responde a dietas o restricciones pasadas. Un cuerpo que se atiborra después de haberlo sometido a una dieta es un cuerpo que quiere sobrevivir: aunque la dieta dure solo medio día.

Mi alumna Kim me decía: «Antes creía que había dentro de mí una parte subconsciente que siempre que se presentaba la ocasión se hartaba de comer, que necesitaba estar siempre *alerta y vigilando* siempre. También creía que comer alimentos modernos con aditivos que

---

49. G. Olwyn, «Part II: What does BED really look like?», Eating Disorder Institute, 10 de julio de 2015: https://edinstitute.org/paper/2015/7/10/part-ii-what-does-bed-really-look-like. [BED = *binge eating disorder* = trastorno alimentario compulsivo.]

50. G. Olwyn, «Binges are not binges», Eating Disorder Institute, 31 de octubre de 2012: https://edinstitute.org/blog/2012/10/31/bingeing-is-not-bingeing

crean adicción tenía que ver igualmente con mi problema de atracones de comida. Quiero decir que *durante años* estuve comiendo de un modo *falsamente* intuitivo, haciendo como que escuchaba mi hambre, pero en el fondo tratando de contener mi voracidad. Después de entrar en el programa "Al Diablo con las Dietas", de permitirme toda clase de alimentos y de dejar de tener miedo a los atracones ya no hay ningún problema en absoluto. Todo el problema era que yo misma lo eternizaba. Ni siquiera las comidas con aditivos tienen ya poder sobre mí..., han dejado de importarme. Estoy asombradísima».

La tendencia a darse atracones no es un estado de supervivencia que ha degenerado, sino un estado de supervivencia que sigue su curso *normal*. Pero si luchamos contra él, tendremos *la sensación* de que algo va muy mal. Por eso, si te das atracones de comida, «Al Diablo con las Dietas» te irá d*e maravilla*. El cuerpo se encuentra en un estado reactivo que solo puede curarse comiendo y alimentándote.

¿QUÉ HACER DURANTE UN ATRACÓN DE COMIDA?

Si te preocupa la voracidad emocional, no eres la única. Casi todas las personas están convencidas de que comen emocionalmente *o* de que tienen un trastorno alimentario compulsivo. Y a menudo creen que comer emocionalmente es lo mismo que tener ese trastorno. *Muy pronto* volveremos a hablar de comer emocionalmente, pero por ahora te digo que no es lo mismo que darse atracones. Un atracón de comida es una reacción aterrorizada e histérica a la restricción. Es comer con la seguridad de que *te comerías un caballo,* y es el efecto de haber hecho dieta y sentirte en un estado de carestía. Pero saber esto no te servirá de nada en pleno atracón de comida. ¿Qué hacer entonces? ¿Qué hacer cuando tienes la horrible sensación de que no puedes parar, tienes la boca siempre llena y eres víctima de una voracidad frenética, histérica, compulsiva y feroz?

La respuesta es que mires el asunto desde otra perspectiva.

Primero, deja de resistirte. Cuando te resistes, eternizas el ciclo y no sales del miedo. «¡No, no, me estoy comiendo hasta el mantel! ¡No debería tragar tanto!»

Así es mucho más difícil salir de ese ciclo histérico y compulsivo que tanto te abruma. Cuando deseas que pare tu voracidad, añades más presión y restricción mental, lo cual intensifica el hambre. «Hay algo que no hago bien. ¡Esto no es bueno!»

Sé que parece un ejercicio mental tonto, pero es la paradoja de dejar de resistirse. Cuando llegas a la conclusión de que pasan cosas que no deberían pasar, te asustas. Y si te asustas, la pifias. Has calificado y satanizado tu respuesta natural a la restricción, en vez de responder de un modo más inofensivo: «Lo que son las cosas, parece que esta noche quiero celebrar un banquete. ¿Es que todavía me privo de algo?»

Puedes ponerle el nombre que quieras: festín, obsesión famélica, llegar a la otra orilla comiendo. No importa; lo único que importa es que llegues a la conclusión de que lo que haces está bien e incluso es *útil.* Es interesante que recuerdes que desear comer mucho es normal e importante y está totalmente permitido. Así que siéntate, relájate y disfruta.

No te digo que te relajes para que comas menos, sino para que depongas toda resistencia y te des permiso para comer. No te diré que mastiques muy despacio ni que tomes un sorbo de agua tras cada bocado, ni que te llenes con apio o lo que hicieras cuando te atiborrabas. Es absurdo y seguramente otra forma de restricción. A la porra pues.

Te digo que te sientes, te relajes y disfrutes para que te demuestres a ti misma que te das permiso para comer. Siempre. Date permiso para comer todo lo que comerías si te estuvieras dando un atracón, pero hazlo con calma para recordarte que tienes permiso para hacerlo.

Hablo muy en serio. Nuestro objetivo NO es dejar de comer, sino comer, porque comer es la única forma de llegar a un estado en el que podrás comer sin sentirte fuera de control. Cuando te das permiso para sentarte y comer con tranquilidad, sin darte prisa por terminar, sin llenarte la boca porque «mañana no tendrás permiso para comer así», y sin pensar «¡¡¿¿Por qué HAGO esto??!!», cambias las reglas del juego. En este mundo feliz, tu hambre es tu amiga, así que come y calla.

¿Y «AL DIABLO CON LAS DIETAS» NO ENGORDA?

«Si queremos tratar en serio la "epidemia de la obesidad", la mejor forma es el respeto.»

MICHELLE ALLISON, La nutricionista gorda

Las personas que temen engordar se preguntan *en todo momento*: «Bueno, si la solución es comer, ¿cómo es que la gente empieza ganando cien o doscientos kilos? ¿No es "Al Diablo con las Dietas" una forma de engordar como otra cualquiera?»

No. Los márgenes del peso personal son un tema complicado y resultado de muchos factores. En muchos casos es genético y en ocasiones se ha heredado de antepasados que atravesaron períodos de carestía. También podría ser síntoma de desequilibrios hormonales o tiroideos, o de mayor alcance, más sistémicos, y en tal caso muy a menudo son ambientales y genéticos, y no se curan nunca con restricciones alimenticias ni con avergonzamientos. La subida del margen superior del peso se debe, posiblemente, a la subalimentación y al descontrol metabólico, que se perpetúa por culpa de las dietas y las restricciones, y las fluctuaciones de peso subsiguientes.

Es de máxima importancia entender que los márgenes entre los que se mueve el peso personal tienen más fuerza que toda su fuerza de voluntad. Así que tus esfuerzos por cambiar esos márgenes solo te producirán desdicha y más hambre. Es importante que recuerdes que hacer dieta es la forma más segura de poner patas arriba el metabolismo y seguir subiendo el margen superior de tu peso natural[51]. Es la gran tragedia de todo esto: lo que nos dicen que hagamos para «salvarnos» es precisamente lo que más nos descontrola.

Además, las palabras «obesidad» y «sobrepeso» también forman parte del problema del avergonzamiento. Asustar y abochornar a las personas para obligarlas a adelgazar no solo no surte el menor efecto, sino que encima pone en peligro su relación con la comida, con su cuerpo, con su autovaloración y con *su salud*. Estigmatizar y discriminar la gordura no contribuye a que la gente esté más sana y delgada; por el contrario, empuja a caer en ciclos de engorde, a tener trastornos alimenticios, a sufrir emocionalmente y a tener toneladas de tensión, cosas que quebrantan la salud con el tiempo[52].

Nuestro objetivo final es solucionar la relación disfuncional y adictiva con la comida. Sé que esto desmiente todo lo que te han dicho hasta ahora, pero las dietas que se recomiendan mayoritariamente no contribuyen a conseguir *nada de lo que queremos*. No nos solucionan nuestra forma de comer, no nos solucionan nuestro peso. Así que medita la idea totalmente revolucionaria que dice que hay que romper una lanza por el cuerpo y confiar en él cuando se trata del apetito y la regulación del peso. Hay que solucionar el problema.

«PERO ¿Y SI TENGO PROBLEMAS DE SALUD?»

Sabemos ya que hacer dieta no es el remedio para adelgazar a largo plazo. A pesar de lo que nos han dicho y a pesar de que parece de sentido común y de conocimiento general, las dietas producen a menudo lo contrario de lo que se afirma que producirán. ¿Estás prepara-

---

51. Bacon y Aphramor, *Body respect.*

52. *Ibid.*

da para admitir la posibilidad de que hacer dieta es igualmente inútil para otros problemas de la salud?

¿Estás totalmente segura de que tu problema de salud concreto necesita una dieta concreta? Yo pido a las personas que sean totalmente sinceras consigo mismas. Si no eres celíaca, o diabética, ni tienes una alergia seria a los cacahuetes ni ninguna otra afección de gravedad parecida, imponerte una dieta (en mi caso, una dieta sugerida por médicos) puede ser del todo innecesario e inútil, incluso puede dificultar un modo de comer que sea saludable e intuitivo *en tu caso concreto*.

Si los lácteos te sientan mal, no voy a decirte que no hagas caso ni a obligarte a que te atiborres de leche. A nadie se le ocurriría mantenerse con comida que le sienta fatal. Lo que yo digo es que el miedo histérico, perfeccionista y obesivo a determinados alimentos nos mantienen dentro de un círculo vicioso y acaba dando a esos alimentos demasiado poder y aumentando al mismo tiempo la posibilidad de tener problemas de salud derivados de la tensión. Por el contrario, si toleras los lácteos y son neutrales, te harás un gran favor escuchando lo que tu cuerpo quiere y necesita para sentirse a gusto. (*Y* seguramente evitarás los problemas digestivos que causan el miedo y la tensión.)

Mi alumna Molly es una instructora de yoga con unos cuantos kilos de más que durante mucho tiempo había querido quedarse embarazada, sin conseguirlo. Los médicos le dijeron que para quedarse embarazada tenía que suprimir los carbohidratos y adelgazar. Está gorda y tiene síndrome de ovarios poliquísticos, así que culpó de sus problemas hormonales a su peso y a su alimentación «imperfecta». Obedeció el consejo de los médicos, hizo dieta y perdió algunos kilos (con sangre, sudor y lágrimas, naturalmente). Comía *exactamente* lo que le indicaban los médicos, pero seguía sin quedarse embarazada. Ella se culpaba a sí misma, cómo no, y daba por sentado que no hacía las cosas suficientemente bien y que por eso no perdía «suficiente» peso.

Con el tiempo encontró «Al Diablo con las Dietas» y además, por indicación de su nutricionista, apoyó su respuesta a la insulina con ciertos complementos. Empezamos a trabajar juntas, aprendió a comer lo que le apetecía y dejó de tratar de perder peso. ¿Adivináis quién se quedó embarazada *sin* perder peso ni seguir la dieta baja en carbohidratos que le habían recomendado los médicos, y ahora tiene una saludable criatura de un año?

«Aprender a amar mi cuerpo y a confiar en él ha sido todo un proceso…, pero cuando miro a mi dulce niña, me recuerdo a mí misma que no me valoro por mi aspecto ni por mi peso ni por mis comidas perfectas y "limpias". Me alegra saber que podré enseñarle la verdad. Espero que, si alguna vez la apremia alguien para que siga una dieta, replique con toda confianza: "¡¡AL DIABLO CON ELLA!!"»

Naturalmente, cada experiencia es diferente, según la persona, pero estas historias de curación son muy comunes. Por ejemplo, Bridget creía que no podía consumir lácteos hasta que se dio cuenta de que ella misma se había creado la intolerancia prescindiendo de ellos. Ahora vuelve a consumirlos todos los días y le sientan divinamente.

Y a Meredith le dijo su médico que siguiera una dieta FODMAP, baja en calorías, porque tenía el síndrome de colon irritable. FODMAP son las siglas de una expresión inglesa que significa «oligosacáridos, disacáridos, monosacáridos y polialcoholes fermentables» y se refiere a una serie de moléculas que se encuentran en multitud de alimentos que ciertas personas absorben mal. Así que durante casi dos años hizo una dieta muy restrictiva. Restringía el trigo, el azúcar, ciertas frutas y verduras, los lácteos y muchas más cosas. «Ahora me doy cuenta de que puedo comer prácticamente todo lo que me apetezca y de que era mi aparato digestivo el que tenía que curarse de un trastorno alimenticio y de un problema gastrointestinal asociado con el exceso de tensión.»

Kara se puso en contacto conmigo para contarme lo siguiente: «Luché contra mis "problemas intestinales" durante mucho tiempo.

Probé dietas de eliminación y cuatro medicaciones diferentes para controlar los síntomas. ¡Pero ahora está desapareciendo! ¿Sabes cómo lo he conseguido? COMIENDO. Más comida, comida de sobra todos los días. Asombroso, ¿verdad?»

La intolerancia a ciertos alimentos *existe*, es una realidad, y no deberías comer a la fuerza alimentos que te hacen daño. Esa es la belleza de «Al Diablo con las Dietas». No tienes que comer nada que no te convenza, es decir, que no te apetezca o que no te siente bien, por ejemplo porque te dé dolor de estómago o de cabeza. Sin embargo, tienes *mi permiso* para tirar por la ventana la culpabilidad y el miedo. No necesitas comer a la perfección. Con el tiempo, incluso es posible que puedas consumir más cosas de las que crees.

Las personas que tengan alergias serias o diabetes pueden aprender a escuchar los antojos y el hambre *dentro* de los límites que exige la salud. Y pueden y deberían consultar con un profesional de la salud en quien confíen. Ofrezco una lista de profesionales del programa *Health at Every Size* («Salud para todas las complexiones») en thefuckitdiet.com/resources.

Una cliente mía está casada con un cirujano que suele decir a sus pacientes que pierdan peso antes de pasar por el quirófano. Hace poco le preguntó cuántos perdían peso realmente y volvían para ser tratados, y él dijo: «Pues... ninguno». Ninguno. Eso significa que probablemente *trataron* de perder peso, no lo consiguieron y por eso no reaparecieron, pero seguramente siguieron intentándolo y su peso sufrió subidas y bajadas que, como ya sabemos, son fatales para la salud; *o* a lo mejor encontraron a otro médico que los trató con los kilos que tenían.

Por desgracia, es alarmantemente común que los médicos tengan muy arraigado el prejuicio del peso. En vez de ayudar a los pacientes gordos tal como ayudarían a los más delgados, insisten en que no pueden hacer nada hasta que el paciente adelgace. A los gordos se les suele decir que tienen la culpa de sus problemas de salud y que su gordura es la causa fundamental de todas sus dolencias, aunque su peso no tenga nada que ver con sus problemas genéticos generales, con sus desequilibros hormonales o alguna enfermedad crónica, o sea solo una consecuencia indirecta de todo esto[53].

Si tropezamos con un médico que se centra demasiado en el peso, preguntémosle cómo trata a las personas con la misma dolencia pero más delgadas y exijamos que nos trate del mismo modo. O vayamos a otro médico. A corto y largo plazo nos interesa contar con un médico que se interese por nuestra salud sin culpar de todo a nuestro peso.

Si la salud te causa inquietud, recuerda que no eres un caso perdido. Estás aprendiendo a comer. Estás aprendiendo que no necesitas evitar la comida que una revista dice que es mala para ti, y debes rebelarte contra la idea de que el peso es la *causa* de todos tus problemas de salud.

BUSCA UN MÉDICO QUE ENFOQUE LA CUESTIÓN DEL PESO DE FORMA NEUTRAL

Si tienes miedo de ir al médico o piensas que no está de acuerdo con tu nueva forma de relacionarte con la comida, mereces otro médico que trabaje para ti y contigo, tengas la figura que tengas, seas gorda o delgada. Busca un médico que te dé las mismas opciones al margen de tu peso. Tienes permiso para buscar la salud sin avergonzarte de tu peso ni de tu voracidad.

---

53. J. Okwerekwu, «In treating obese patients, too often doctors can't see past weight», *Stat,* 3 de junio de 2016: https://www.statnews.com/2016/06/03/weight-obese-doctors-patients/

» HERRAMIENTA #2: TÚMBATE

«No quiero presionar: quiero tumbarme.»

ALI WONG

Eso es. Túmbate.

Túmbate todos los días durante al menos diez minutos. Después del trabajo. Durante el almuerzo. Mientras tu prole echa la siesta, o está en el colegio, o juega al fútbol. Túmbate. Túmbate en la cama. Túmbate en el sofá. Túmbate en el suelo. Túmbate en una esterilla de yoga. Me da igual dónde, pero túmbate, cierra los ojos y no hagas nada durante diez minutos.

Estarás bien y cómoda, puedes utilizar almohadas, mantas y bolsitas relajantes para los ojos si quieres. Pero no hagas nada. Limítate a estar así, a no hacer nada, durante diez minutos.

Te tentará llevarte el teléfono a la cama y navegar por los mensajes. No lo hagas. No mirar el teléfono es la única parte de esos diez minutos que se diferencia de todas las demás cosas que haces durante el día: necesito que te concedas un momento para *dejar* de hacer cosas. Dejar de consultar la lista de asuntos del día. Dejar de recoger información. Dejar de entender cosas. Dejar de mover la pantalla.

Tu cerebro no se detendrá: nunca se detiene. Eso está bien, es lo que hacen los cerebros. Pero dale *permiso* para que se detenga si le apetece. Dale la oportunidad de descansar, aunque no te tome la palabra.

Nunca nos permitimos descansar. No creemos merecerlo. Creemos que no nos está permitido, ni física, ni mental, ni emocionalmente, tener tiempo para nosotros mismos. Creemos que no vale la pena o que no es útil. Pero como nunca reducimos la marcha, fabricamos hormonas del estrés a tutiplén. A nivel físico, esas hormonas aumentan nuestro peligro de caer enfermos[54]. Y a nivel mental, nos

54. S. Cohen y otros, «Chronic stress, glucocorticoid receptor resistance, inflammation, and disease risk», *Proceedings of the National Academy of Sciences* 109 (17 de abril de 2012): https://doi.org/10.1073/pnas.1118355109

ponen en estado crónico de «huir o pelear», siempre en estado de alerta. Cremos que la respuesta está en esforzarnos un poco más. No es cierto. Túmbate.

La gente que no cree que merezca tumbarse y no hacer nada durante diez minutos necesita de veras tumbarse y no hacer nada durante diez minutos.

La gente que cree que no tiene *tiempo* para tumbarse y no hacer nada durante diez minutos *necesita de veras tumbarse y no hacer nada durante diez minutos.*

Mi alumna Chiara me decía: «Me resistía y era escéptica, pero no puedo creer hasta qué punto tumbarme ha cambiado mi vida. Es muy sencillo, pero muy reparador. Me pone decididamente más tranquila, pero creo que ahora soy además una persona mejor, más amable».

Esto es el cuidado *físico*, dar a tu cuerpo un tiempo de descanso auténtico, adulto. Demuéstrate que mereces diez minutos de horizontalidad.

Y oye, si quieres ensayar horizontalidades de dos horas diarias, no seré yo quien te lo impida.

EL NOBLE ARTE DE DESCANSAR

De forma lenta pero segura, conforme me adentraba en mi programa de «Al Diablo con las Dietas», he acabado dándome cuenta de lo esencial que es el *descanso*. No solo para la parte física de este proceso, sino también para los tramos mental, emocional y existencial/simbólico de esta travesía. Si te resistes al descanso, como muchas han querido hacer, debes saber que el descanso reclamará sus derechos, hayan pasado meses o años. El proceso no puede seguir adelante sin él. Tumbarse diez minutos no es más que *la punta del iceberg* de todo lo que necesitas descansar.

Es una buena noticia **porque el descanso es fantástico**. Pero también es aterrador para muchísimas personas que inconscientemente solo se creen valiosas cuando trabajan o producen sin cesar. El descanso es la cura de la adicción al trabajo. Es la cura de la producción continua e incesante que a menudo acompaña a los trastornos de la alimentación y de la imagen corporal.

A un nivel muy físico, la dieta te pone en un estado de producción continua de adrenalina y cortisol. Tu estado de supervivencia está activo y es responsable de parte de la euforia que siente el cuerpo durante la restricción calórica. También es responsable de la capacidad corporal de pasar por alto la insuficiencia de calorías, de hacer oídos sordos a su petición de descanso, del ejercicio excesivo, del trabajo excesivo, de la preocupación excesiva y de que no estés a gusto cuando te sientas para relajarte.

Este estado de supervivencia puede ser muy útil en momentos *reales* de lucha (guerra, carestía, la presencia de un león en tu casa..., quiero decir una crisis importante). Salva vidas en momentos decisivos, pero no es sostenible a largo plazo. Y de ningún modo es una forma de vivir. Nuestro miedo inconsciente a no hacer nunca lo suficiente, a no estar nunca suficientemente delgadas o guapas, no nos permite ser las capitanas del barco durante mucho tiempo.

Llega un momento en que la tensión hace estragos en nuestro organismo. Las suprarrenales se resienten, las hormonas se vuelven locas y para salir de este estado necesitamos mucho... **descanso**. Y comida. Y más descanso. Y un reciclaje completo de nuestro enfoque de la vida.

Aparte de todas estas consecuencias físicas, tampoco nos permitimos descansar mental o emocionalmente, lo cual, a su vez, afecta también al organismo por otro lado. Incluso la ligera sensación de que nunca conseguimos suficientes cosas, o de que no avanzmos suficientemente rápido, pone el cuerpo en un estado de agotamiento, de ansiedad menor, de superproducción de hormonas del estrés. La mente influye en el cuerpo, el cuerpo influye en la mente, esta interrelación te mete en el círculo vicioso del estrés y nunca sabes de dónde vienen los problemas.

Incluso personas que nunca se han considerado personalidades de tipo A o adictas al trabajo se sorprenderían si supieran qué *estresantes* son las creencias que tienen acerca del descanso, la relajación y dedicar unos momentos a ellas mismas sin hacer nada. Es que creemos que no nos lo merecemos. Y *decididamente* creemos no merecerlo en un cuerpo imperfecto. Pero eso, amigas mías, nos mantiene prisioneras en un mundo de agotamiento e infelicidad para toda la vida.

Nuestro sistema nervioso autónomo tiene dos componentes, el simpático y el parasimpático: los dos se complementan y equilibran. El simpático se encarga de la supervivencia a corto plazo: mantiene en funcionamiento nuestros órganos fundamentales, hace que respiremos y controla el estado de «huir o pelear». El parasimpático interviene en el descanso, la digestión y la alimentación, es el elemento tranquilizante, y todas estas funciones están conectadas con un solo nervio.

«Huir o pelear» es un estado de alerta gobernado por las hormonas del estrés y se activa cuando hay una crisis, digamos una carestía, un peligro, una situación traumática o un momento de miedo. Quedarse en estado de crisis durante mucho tiempo produce inflamaciones, reduce el metabolismo y causa un agotamiento general.

Queremos desactivar el estado de huir-o-pelear y empezar a vivir en el otro estado, el del descanso, la digestión y la alimentación. Y para ello hay que descansar. Tomarse tiempo libre. Comer. Y *respirar*. El acto *físico* de respirar contribuye a activar el nervio parasimpático que conecta el corazón, los pulmones y el aparato digestivo. Activar este nervio tranquiliza, reduce la producción de hormonas del estrés, favorece la digestión, nos saca del estado de alerta, que básicamente es, en sentido amplio, el objetivo físico de «Al Diablo con las Dietas»: calmarnos.

El descanso es un tema fundamental en todo este libro. Seguiremos hablando de él cuando lleguemos a la parte emocional y nos concentremos en la respiración y las emociones. Pero salir del estado de tensión y crisis no es solo un problema psicológico o emocional: hay un componente físico muy importante. Ahora empezarás a concederte una pequeña ración de descanso en mitad de la jornada diaria, tumbándote. Pero que sea la ración mínima que te concedas.

Empieza a robar mayores raciones de tiempo para no hacer nada. Seguramente tu cuerpo se sentirá más cansado antes de volver a un estado más reparado, sobre todo si en este momento sigues en un estado de tensión y de producción de adrenalina/cortisol. Este rejuvenecimiento podría durar meses, incluso más. No te preocupes, no pasa nada.

Sé que la vida es agotadora. Sé que tener empleos superactivos, y descendencia, e interminables obligaciones familiares hacen que descansar parezca una hazaña imposible. Pero necesitas descansar más que nadie. ¿Puedes desconectar? ¿Puedes concederte un día de salud mental? ¿Puedes declinar una invitación que no tienes fuerzas para aceptar? ¿Puedes posponer una tarea que no necesitas hacer hoy y hacer esta otra que es profundamente reparadora? **Tu nueva tarea es *descansar*.**

Mi alumna Meredith me contó hace poco cómo consiguió ampliar su rato de descanso. «Al principio, la cerda que llevo dentro me llamaba cosas como "vaga" e "improductiva". Pero he venido concediéndome cada vez más tiempo para descansar. Darte cuenta de que el cuerpo necesita descanso para reponerse, sobre todo cuando lo necesitas a nivel emocional, te cambia la vida. Ahora me tomo más en serio el descanso. Duermo hasta tarde siempre que puedo, acabo de pedir una manta de peso para mejorar el descanso e incluso voy a clases de yoga en las que adoptas posturas reparadoras durante dos horas mientras te hacen un masaje tailandés. ¡Esto de descansar es increíble! ¡Me he vuelto una forofa!»

Mark me contó lo que era no sentirse obligado a ser productivo: «Estuve unos meses sin sentir ninguna motivación emocional y ahora me alegro de haber dedicado más tiempo al descanso. Con el tiempo y con descanso suficiente, empecé a querer hacer cosas de nuevo. Cuando me permití descansar, ocurrió por sí solo».

Tenemos creencias sobre el descanso: o que no tenemos tiempo o que no es tan útil ni tan importante, pero las dos se basan en ideas equivocadas. Tim Ferris entrevistó para su libro *Armas de titanes* a una serie de personas que habían triunfado en la vida, y uno de los rasgos más notables que estos multimillonarios, ídolos e intérpretes de talla mundial tenían en común era... que priorizaban el descanso. Porque el descanso permite la productividad y la creatividad *sostenibles*. Necesitamos esos momentos para estar a tono. ¡No podemos vivir dando la nota a todas horas!

Mi amiga Emma me decía: «Es una paradoja, pero cuando priorizo el descanso —y adapto el trabajo al tiempo que transcurre entre un descanso y otro— me siento más inteligente y más productiva».

Como sucede con todas las cosas buenas, seguramente encontrarás la forma de resistirte al momento de descansar en esta travesía, pero yo estaré aquí para recordarte lo importante que es.

DESCANSO

Además de las sesiones de descanso de diez minutos, quiero que para esta semana programes un par de sesiones de dos horas en las que no harás nada. Y cuando digo «no hacer nada» quiero decir que te permitirás estar todo ese tiempo sin hacer nada productivo. Programa momentos de inactividad frívola. Una siesta. Una película de televisión. Mirar escaparates. Incluso podrías crear tu forma personal de entender la inactividad frívola. Con ropa informal o con el vestido de los domingos. Hagas lo que hagas, ¿sabrías vivir momentos de inactividad frívola sin sentirte culpable? ¿Porías incluso empezar a verlo como una terapia?

(Más adelante analizaremos todos los anzuelos mentales sobre el descanso que la sociedad nos ha metido en el subconsciente, pero por ahora empieza practicando el sencillo acto físico de descansar.)

¿Y EL EJERCICIO?

El ejercicio es bueno *si comes y descansas*. El ejercicio fortalece, estimula la circulación, la ventilación y el sistema linfático y potencia mucho el optimismo. Pero el ejercicio no es sano si pasas hambre o estás agotada. Moverse y hacer ejercicio en exceso es tan perjudicial para el metabolismo como las dietas y las restricciones. Es la *otra* cara de la restricción.

¿Por qué el ejercicio excesivo y el aeróbic o cardio son poco sanos? Enfócalo de este modo: si te persiguiera un león durante 5, 10 o 20 kilómetros, el cuerpo se preocuparía por seguir vivo, se pondría en estado adrenalínico y resistiría la prueba. «¿Me perseguirán más leones? ¿Seré capaz de alimentarme a la velocidad a la que quemo energía?» Se ha activado el estado de conservación. Y también el estado adrenalínico de supervivencia. Si haces demasiado ejercicio, *sobre todo* cardio, malgastas energía. Necesitarás una tonelada de comida si haces todo ese ejercicio, para evitar los estados de supervivencia.

Estamos hechos para comer, movernos lo necesario para hacer el trabajo que tengamos que hacer y descansar. Biológicamente estamos hechos para descansar una parte del día[55]. Es el estado de *desarrollo*. La idea de que necesitamos movernos continuamente es patológica, un indicio de crisis que puede interpretarse como una situación de

55. A. Seballo, «Health benefits of rest», *Florida Hospital*, 12 de febrero de 2014: https://www.floridahospital.com/blog/health-benefits-of-rest

amenaza. Sencillamente, no hay motivo para correr a todo meter durante tanto tiempo, y el cuerpo responde en consecuencia.

Lo que eso significa es que, si estáis cansados, necesitáis descansar. Y al principio de «Al Diablo con las Dietas» es posible que sintáis cansancio durante unos meses o más. ¿Recordáis lo normal que sería eso si os estuvierais recuperando de un período de carestía?

No puedo adivinar cuánto descanso personal necesitáis, pero si sentís cansancio y os apetece holgazanear..., pues a holgazanear. ¿Caminatas y yoga? Solo si tenéis ganas. Descansad todo lo que el cuerpo necesite y luego moveos sin hacer esfuerzos. No necesitáis hacer ejercicios que no os gusten. Y *tampoco* necesitáis hacer ningún ejercicio si sentís cansancio. Así que nada de hacer una escapada para correr un poco antes de acostaros si ya sentís cansancio. Nada de ir arrastrándoos al gimnasio a las cuatro y media de la madrugada cuando podríais caeros de cansancio de la cinta ergométrica. Este es el inicio de una relación vitalicia con el ejercicio que mejorará vuestra vida en vez de castigaros o impedir que admitáis el agotamiento o lo que sentís. Es el inicio de un tanteo, día tras día, semana tras semana: «¿He descansado y comido lo suficiente para hacer ejercicio?»

Yo solo quiero que entendáis lo dañino que es obligar a hacer ejercicio a un metabolismo fastidiado. Conservamos energía de manera automática cuando gastamos demasiado (agotamiento, metabolismo lento), así que la idea de meter calorías para compensar el gasto de calorías no funciona del mismo modo que funcionaría si fuéramos máquinas. Al igual que las restricciones y las dietas, hacer demasiado ejercicio surte exactamente el efecto opuesto al que esperáis. Os mantendrá en un círculo vicioso, estancadas en el comienzo de «Al Diablo con las Dietas», y sin experimentar apenas ninguno de sus beneficios.

Hacer menos ejercicio y descansar más es el mejor consejo que podría darse a unas personas y el peor que podría darse a otras. Así que, a las adictas al ejercicio que tiemblan ante la sola idea de descansar, les digo: empezad con la rutina de tumbaros y otras actividades horizontales, descansad un poco más cuando podáis y cambiad el enfoque del ejercicio para que parezca una actividad «descanso-dependiente».

Mi alumna Maura era adicta al trabajo y hacía ejercicio de forma excesiva, y encima hacía dieta. Me dijo: «Permitirme el descanso y obligarme a permanecer inmóvil me ha servido para solucionar mi relación con el movimiento. Con el tiempo, mi cuerpo deseó hacer movimientos muy concretos y ahora los hago con placer. Pero primero tuve que descansar y escuchar, y al final mi cuerpo se organizó solo».

Harriet dijo: «Yo tenía una relación muy negativa con el ejercicio, porque me obligaba a hacerlo muchas veces durante mi etapa trastornada. Lo utilizaba como una forma de castigo y de control. Desde que conseguí desengancharme y descansar un tiempo, a menudo siento la necesidad de moverme y he estado trabajando para compensarla. Pero a veces no permito que sea más que un estirar las piernas. Nunca me obligo, y tengo en cuenta el hecho de que puedo oír y sentir lo que mi cuerpo espera que sea un gran paso curativo en la buena dirección».

En el comienzo del programa «Al Diablo con las Dietas», da por sentado que necesitas descansar. Y cuando por fin desees moverte otra vez, cambia tu perspectiva y no busques tanto «quemar calorías» como fortalecerte, desperezarte y desplazarte.

Sé que puede parecer aterrador y poco sensato, pero abandonar el ejercicio intensivo durante un tiempo es la única forma de curar tu cuerpo y tu metabolismo.

PERMISO PARA NO HACER EJERCICIO

Date permiso para no hacer ejercicio durante toda esta semana. Túmbate a la bartola sin remordimientos. Si sientes verdadera necesidad de dar un paseo, no te prives, pasea. Si no, A HOLGAZANEAR.

Este ejercicio consistente en no hacer ejercicio debería proseguir durante todas las semanas que quieras. El objetivo es obedecer tus impulsos y deseos espontáneos, no el miedo ni la compulsión.

¿CÓMO SABRÁS QUE ESTO FUNCIONA?

Hay una serie de cosas importantes que sucederán y que te indicarán que todo avanza en la buena dirección:

- Empezarás a olvidar las delicias que comprabas y que antes habrías devorado o te habrían obsesionado.
- Empezarás a notar si el sabor de ciertos alimentos te gusta realmente o no.
- Empezarás a darte cuenta de que unas veces te apetecen ciertas cosas y otras no.
- No te molestará dejar a medias ciertos platos si ya estás llena o si no era la comida que en realidad querías.
- Dejará de preocuparte si comer determinados alimentos influye directamente en tu peso.
- Puede que te vuelvas extrañamente quisquillosa y no te apetezcan platos que antes te encantaban. Puede que muchos alimentos te aburran. ¡Esto es normal! Y es también una señal de que las cosas están cambiando.

He aquí lo que algunas lectoras y alumnas han respondido cuando les pregunté cuándo se dieron cuenta de que «Al Diablo con las Dietas» les beneficiaba:

Supe que esto funcionaba cuando dejé una galleta a medias porque su sabor ya no me parecía tan maravilloso. Antes no me habría dado cuenta hasta habérmela comido entera.

Supe que funciona cierta vez que me vi rodeada de dulces y ninguno me pareció apetecible. El cuerpo me pedía mandarinas.

Supe que funcionaba cuando tardé dos semanas en comerme una tarrina de helado de medio litro, cuando lo normal era que me la comiese de una sentada.

Pasé de comer media caja de galletas a comer solo 2 o 4. Y sucedió sin ninguna clase de esfuerzo ni control. No me obligaba a reducir las raciones, al contrario, me permitía comer de todo.

Sigo deseando los dulces, pero ya no me apetece comérmelos TODOS, solo postres de mucha calidad.

Ignoro cuántas calorías consumo al día y estoy contentísima por no saberlo. Esto es muy importante para mí, porque antes las contaba como si fuera la cajera de un banco.

Una compañera de trabajo trajo un pastel, pero no me apeteció ni siquiera probar un bocado y no volví a pensar en él. Estuvo todo el día muy cerca de mi mesa y no me afectó en absoluto. En otra época habría pensado en él todo el día y al final me lo habría comido entero.

Antes la comida me atraía como un imán, sentía el tirón en la mente Y en el cuerpo. Ahora no siempre me atrae, aunque en un momento u otro del día me apetece comer.

Ahora me olvido de que tengo bombones o galletas en la despensa. Antes de «Al Diablo con las Dietas» habría sido inconcebible.

¡Paré de comer bombones aunque aún quedaban algunos en la caja!

Comer ya no me entusiasma. Me sigue gustando comer, pero no me obesiona como antes.

Puedo tener en casa alimentos que antes me volvían loca sin pensar en ellos constantemente. Antes no paraba y me los comía hasta que me salían por las orejas. Aún me tientan algunos alimentos, pero ya no me descontrolan.

El siguiente comentario resume lo que ocurre al seguir el programa «Al Diablo con las Dietas»:

Poder comer de todo en la cantidad que quiera hace que no me apetezca todo.

Es importantísimo señalar que ninguna de estas personas se liberó de su fijación con la comida «esforzándose por eliminar su fijación con la comida». Todas lo habían intentado.

La fuerza de voluntad NO es la respuesta que necesitan los trastornos de la alimentación. La fuerza de voluntad es el método que ha fallado siempre y desde siempre. Lo que finalmente ha funcionado es que la persona se permita a sí misma comer y que coma todo lo que le apetezca. Tal es la paradójica dieta de «Al Diablo con las Dietas». Y aunque me fascina la mística, aquí no hay nada místico. Todo es biología.

También es importante advertir que *no hay límites de tiempo* para ninguna recomendación de «Al Diablo con las Dietas». Hay un *motivo* por el que el programa no se divide en semanas. Hay un motivo por el que no prometo una solución a noventa días vista. Porque la travesía tiene una duración que depende de las personas concretas. Y presionarlas para que se curen en un tiempo fijo es como hacer que participen en una carrera de natación en una piscina con tiburones. Así que, *por favor,* recordad que tenéis todo el tiempo del mundo.

No necesitáis apresuraros. Lo único que necesitáis hacer es lo que podéis hacer y todo llegará en su momento. En cualquier caso, las soluciones rápidas no suelen durar.

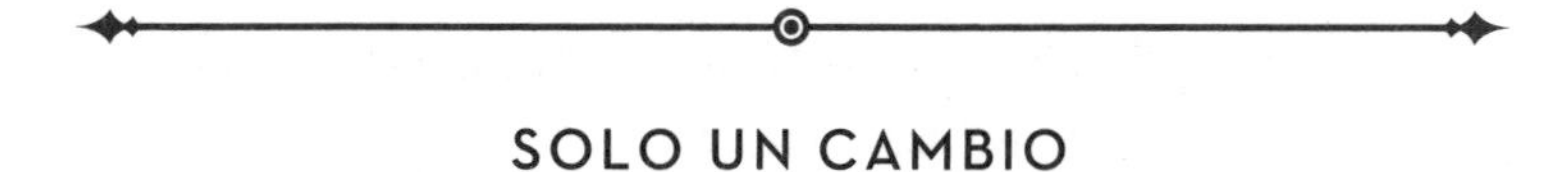

SOLO UN CAMBIO

En el fragor de la batalla cuesta saber si algo ha mejorado, pero podría serte útil hacer inventario de las cosas que hayan experimentado alguna modificación. De todas las cosas. ¿Algún alimento ha dejado de sorberte el seso? ¿Te sientes más ligera por no hacer ninguna dieta ni sentirte obligada a adelgazar? ¿Te sientes más libre por poder aceptarte tal como eres y por saber que puedes estar sana peses lo que peses? ¿Puedes comer ahora alimentos que antes no te atrevías a tocar? Apúntalo todo.

Escribe lo que haya cambiado desde que empezaste «Al Diablo con las Dietas». No importa que sea pequeño, porque ese cambio significa que funciona. Lento, pero seguro, funciona.

TU CUERPO ES ENDIABLADAMENTE LISTO

Enfócalo del siguiente modo. Durante todos estos años en que te dabas atracones de comida y creías que el cuerpo te traicionaba, tu cuerpo sabía exactamente lo que estaba haciendo. Trataba de volver a alimentarte y de curar tu metabolismo para que pudieras seguir con tu vida. Sin embargo, nosotras suponíamos que éramos más listas que nuestros cuerpos.

Todos estos años hemos desconfiado del cuerpo y depositado nuestra confianza en los gurúes de la salud, y resulta que el cuerpo solo quería comer. Quería comer exactamente lo que lo ayudaba a equilibrarse.

Así que lo que quiero que hagas es que te permitas confiar en tu cuerpo, que te permitas creer que tiene razón, que todo lo hace por tu bien. O sea que, si estás cansada, necesitas descansar, no seguir bregando. Si estás triste, lloras o te tomas un tiempo para ti. Si quieres patatas fritas, seguramente será por una buena razón, así que permítetelas.

Tu cuerpo siempre ha sido más inteligente que tú. Tu cuerpo trabaja por instinto e intuición y ambos tienen acceso a datos realmente profundos. Tu cuerpo sabe cuándo necesitas comer, cuándo dormir, *qué* comer e incluso cuándo no vas por el buen camino. Tu cuerpo es sabiduría. Confía en él.

LA PARTE EMOCIONAL

Ahora que te alimentas y descansas es el momento de pasar a lo que sientes. Esta es la parte que algunas personas creerán inútil o que no tiene nada que ver con nuestro tema. Así que dejad que empiece explicando por qué está aquí y qué conseguirás utilizando los instrumentos y los ejercicios de esta sección dedicada a las emociones y los sentimientos.

Primero, comer emocionalmente dejará de manera natural de tener importancia cuando adquieras la costumbre de sentir en vez de evitar las sensaciones. La parte física (comer prestando atención al hambre y escuchando tus deseos) te ayudará a salir del ciclo dietas extremas/atracones de comida y *esta* parte, la emocional, eliminará de manera natural nuestra tendencia a insensibilizarnos o eludir lo que sentimos con y por la comida. Muy pronto saborearás brownies, no porque te los negaras o estés en tensión, sino porque te apetece comer brownies y seguir con tu vida.

Por eso, otra cosa que empezarás a advertir mientras trabajas la parte emocional de esta travesía es que el miedo y la inseguridad que están presentes en tu relación con tu cuerpo y tu peso reducirán su influencia. No serán tan abrumadores.

Además, estar dispuesta a sentir, que es lo contrario de reprimir las emociones, ayudará a tu cuerpo a vivir con más *optimismo* y tranquilidad. Respirar y sentir ayuda al cuerpo a activar el parasimpático, la parte del sistema nervioso autónomo que se ocupa de la alimentación y el descanso, que sostiene tu salud física, el sueño y la buena disposición y capacidad para mirar las cosas de frente. *Se está mucho mejor en este lado.*

En este momento, si has seguido las sugerencias de la sección física, seguramente te encontrarás con mucha palabrería mental y emocional que te parecerá anticuada y superflua. Tenemos muchos sentimientos y muchas creencias sobre el peso, la comida y la forma de concebirnos. Todo ello puede ser abrumador y un verdadero fastidio.

Como sin duda imaginarás, los procesos mentales y emocionales están estrechamente relacionados. Los pensamientos y los sentimientos están muy mezclados y se influyen continuamente entre sí. Está todo embrollado. Pero tal como lo explico no parece tan embrollado, y recuerda que por eso he dividido este libro en varias partes. Antes de ponerlas en práctica será útil aprender cosas sobre los sentimientos y el pensamiento *separadamente*.

La parte mental tratará sobre lo que *crees* y piensas, y esta sección emocional trata sobre lo que *sientes*. O quizá, porque es más importante, sobre lo que evitas sentir.

COMER EMOCIONALMENTE NO ES ATRACARSE DE COMIDA

Muchas personas creen que la emotividad las hace consumir grandes cantidades de comida y *necesitan controlarse un poco, maldita sea*. Pero lo que es incluso más frecuente, y más perjudicial, es utilizar *las dietas y el control* para adormecer las sensaciones.

Ponernos a dieta es uno de los principales métodos que utilizamos para evitar sentir el cuerpo. Es una maniobra de distracción y todo un despliegue de control, perfeccionismo y embriaguez química que nos producen la adrenalina y otras hormonas del estrés cuando nos limitamos la comida[56]. Ponernos a dieta es una forma de desconectar con el cuerpo y de contener la fuerza vital. *Menos* comida y una

---

56. A. Tomiyama y otros, «Low calorie dieting increases cortisol», *Psychosomatic Medicine* 72 (mayo de 2015): https://www.ncbi.nlm.nih.gov/pmc/articles/PMC2895000/

elevada cantidad de hormonas del estrés nos ayudan temporalmente a vivir con menos sensaciones, por no hablar de toda la concentración que se requiere para no hacer caso del apetito y de la respuesta a la carestía. Ponerse a dieta es una evasión.

Todas las indicaciones y todos los ejercicios que siguen están orientados a hacerte sentir. Tendrás que trabajar con las emociones que se sienten habitualmente, y cuando lo hayas hecho, el comer de manera emocional perderá su poder. Cuando te comprometes a sentir emociones, las estrategias de afrontamiento que has empleado de manera natural empiezan a adoptar un papel más saludable en tu vida.

Nos hemos vuelto disfuncionales con la comida, y usualmente no es por comer de manera emocional. Es por la restricción, la culpabilidad y el ciclo de supervivencia biológica que dicha forma de comer catapulta, y es también a causa de nuestro intenso miedo a engordar y a ocupar espacio. Mientras sales del estado de reacción a la carestía *y* aprendes a sentir y no a anestesiarte, no debe preocuparte el comer de manera emocional.

No caigas en la trampa de preocuparte por la necesidad de dejar de comer emocionalmente, porque irás derecha a la restricción. Tú come y siente. Quisiera recordarte además que comer nunca es problema en sí mismo. Presta atención más bien a si no te estarás aturdiendo o engañando con controles, perfeccionismos y *dietas*.

También es importante darse cuenta de que comer emocionalmente no es lo mismo que atracarse de comida. He trabajado con muchísimas personas que creían que su problema era comer emocionalmente, y he aprendido que cuando eliminaban las restricciones se daban cuenta de que su auténtico problema no era comer emocionalmente. Comer emocionalmente no es la razón de que la mayoría de las personas tenga una relación disfuncional con la comida. El problema es la respuesta biológica a la carestía y a la fluctuación de la restricción, que conduce a atracarse de comida. Esto es lo que hay que solucionar si queréis relacionaros normalmente con la comida.

Jenny me decía:

> «Yo pensaba antes que mi problema era comer emocionalmente, pero ahora entiendo lo mucho que estaba ligado a la restricción. Ahora que he eliminado las restricciones ni siquiera me doy cuenta de si como emocionalmente o no; como para alimentarme y supongo que hay un poco de todo. Si he tenido un día especialmente tenso, puede que coma algo más reconfortante, pero eso no significa que pierda el control ni me atiborre. Aún no puedo creer que tenga en el frigorífico un Häagen Dazs de medio litro y no lo haya terminado. No entendía cómo lo conseguían los demás..., y ahora soy de ellos y alucino.»

Aunque temas que a lo mejor comes para adormecer las sensaciones, la respuesta nunca será ponerte restricciones, porque entonces las subidas y bajadas de peso reaparecerán. En la parte física del proceso (y siempre), la respuesta es comer. La respuesta ahora es sentir, además.

La verdad es que comer emocionalmente es sano y normal. Todos los humanos comen emocionalmente. Tus antojos y tus necesidades corporales reciben la influencia directa de tu estado mental y tus niveles de tensión. Estamos *hechos* para tener la posibilidad de consolarnos con la comida. No somos robots, y no comemos pilas eléctricas para conseguir energía.

La comida es combustible y nutrición, pero también reconforta y nos enraiza. Y comer para reconfortarte, para llenarte y relacionarte con los demás *no es un problema* si no estás en un ciclo reactivo de atracones de comida / arrepentimientos. Cuando te alimentas con conocimiento de causa y confías en tu cuerpo, *y* tu cuerpo confía en que lo están alimentando, comer para reconfortarse puede formar parte de una relación normalísima con la comida.

Por ejemplo, comer un pastel de cumpleaños es un motivo emocional para comer: una celebración. Y comer una fuente de macarrones con queso cuando estás cansada y triste es una forma legítima de reconfortarte y alimentarte.

Comer emocionalmente es algo que ocurre. Somos humanos y por eso comemos así. Somos comedores normales y por eso comemos emocionalmente. Evaluamos lo que necesitamos en un momento dado y procuramos reconfortarnos comiendo. Siempre estará bien. Cuanto más neutral se convierte la comida, más se equilibrará nuestro cuerpo de manera natural, sin pensar en ello, y más aceptará que comamos emocionalmente o «más de lo que necesitamos». Eso es lo que hacen un cuerpo y un apetito equilibrados y saludables. No tienes que hacer *nada* al respecto. Limítate a comer. Limítate a escuchar. Limítate a confiar en que comer *no es nada del otro mundo*.

Comer emocionalmente *no es atracarse de comida*. El problema se da únicamente si te sientes culpable por comer emocionalmente. *Eso* es lo que pone en marcha el ciclo culpabilidad-y-arrepentimiento: sentirte culpable por comer. Ponerte algunas restricciones para compensar. Eso es abrir la caja de Pandora. Entonces vuelves a las subidas y bajadas. Lo fundamental es: no te sientas culpable por comer, porque eso solo servirá para perpetuar tu relación disfuncional con la comida.

LAS EMOCIONES QUE ESQUIVAMOS

Nos servimos de toda clase de controles, perfeccionismos y adicciones laborales para huir constantemente de las emociones. Se trata de mecanismos de defensa que nos ayudan a enfrentarnos a una vida que consideramos demasiado caótica y dolorosa. Y los humanos somos maestros en eludir las emociones desagradables.

Pero nuestra costumbre de reprimir y evitar emociones tiene efectos contraproducentes, como hacer dieta. Eludir el proceso natural de sentir emociones y vivir en nuestro cuerpo nos mantiene prisioneros de un ciclo en el que buscaremos cualquier cosa y lo que sea para anestesiarnos o evitar experimentar las emociones.

Para experimentarlas tenemos que emprender el viaje de la mente al cuerpo. Pasamos mucho tiempo en la mente, y pocas veces percibimos lo que siente el cuerpo, pero las emociones no se producen en la mente. Las emociones son energía que se mueve por el cuerpo, pero pueden resultar incómodas, así que hacemos cualquier cosa para no sentirlas. Pero cuando no las sentimos, acaban por *manifestarse físicamente* en el cuerpo: la tensión muscular, el dolor de estómago, incluso el dolor de espalda se han relacionado con las emociones que no se sienten[57]. Cuando nos acostumbramos a eludir las emociones, estas no se van, sino que se manifiestan en el cuerpo, en espera de ser sentidas y procesadas. A pesar de lo cual, nos empeñamos en esquivarlas, así que por lo general dejamos de dedicar tiempo al cuerpo.

De este empeño en no estar en nuestro cuerpo no sale nada bueno. La solución de los achaques físicos, de la agitación emocional, de los traumas…, todo esto tiene que pasar por el cuerpo. Cuanto más esquivamos las emociones, más poder tienen sobre nosotros (¿no os suena familiar? Es lo mismo que la comida, ¿verdad?) *No es de extrañar que nos sintamos tan desdichadas.*

Pero casi todos haríamos cualquier cosa por no percibir las emociones, así que desarrollamos mecanismos de defensa que nos ayudan a «salir de nuestros cuerpos» para no tener que sentir. Hacemos lo que sea con tal de no sentir el miedo, el dolor, la tristeza, la ira, la envidia y, a veces, ni siquiera la felicidad. Es que no queremos sentir. Es terrible.

Permitirnos sentir lo que tenemos en el cuerpo puede no ser muy divertido, pero valdrá la pena, ya veréis cómo sí. Cuando sentir las emociones y entendernos con ellas sea una segunda naturaleza para todos, será mucho más fácil estar en el propio cuerpo. Cuando tengas dudas, *siente.*

---

57. M. Pohl, «Chronic pain: It's all in your head, and it's real», *Psychology Today*, 2 de enero de 2013: https://www.psychologytoday.com/us/blog/day-without-pain/201301/chronic-pain-it-is-all-in-your-head-and-it-s-real

¿QUÉ HE HECHO PARA DESCONECTARME?

Escribe sin pensar, o según te dicte el flujo de tu conciencia durante diez minutos, sobre los trucos que podrías estar utilizando para no sentir. Escribe lo primero que te venga a la cabeza. Y recuerda que esos trucos no son el problema. No hace falta que los elimines sobre la marcha: lo único que necesitas es ser consciente.

TENEMOS MUCHAS, MUCHÍSIMAS EMOCIONES SOBRE NUESTRO PESO

«Al Diablo con las Dietas» hace que aparezcan emociones, nuevas y antiguas. Hace que salgan a la luz el pánico, la inseguridad, el sufrimiento y recuerdos de experiencias pasadas que indujeron a hacer dieta en su día. Pondrá sobre la mesa cosas que querrás tapar y esconder para no tener que experimentarlas nunca. Te tentará recurrir a cualquier mecanismo defensivo para convencerte a ti misma de que controlas la situación, y este es el momento de decirte que no te servirá de nada y que necesitamos otra forma de entendernos con nuestras emociones.

Joy me escribió lo siguiente:

> «Reaccionaba con emociones muy fuertes a la idea de engordar y durante mucho tiempo conseguí detener el proceso. No pensaba que algún día llegaría a confiar en mi cuerpo y a aceptar como parte de la curación lo que necesitaba experimentar. Así que me llenaba la boca de evasivas, me asustaba y volvía a ponerme a dieta, pensando que perder unos kilos me tranqui-

lizaría, me pondría más sana y estaría más contenta. No funcionaba. Solo empecé a sentir una asombrosa libertad que no había experimentado hasta entonces cuando comprendí que tenía que rendirme a la evidencia y ceder a todas las emociones que me despertaba la gordura (y todo lo demás) y que tantísimo miedo me habían dado. Me daba miedo la idea, pero también el hecho real. Pero ha valido la pena, y estoy muy contenta de no haber desistido.»

Muchas personas quieren *tirar la toalla* cuando las cosas se ponen feas. Y muchas *la tiran.* Si optas por dar este paso, eres muy dueña de hacerlo. Corre a las montañas, vuelve en brazos de las dietas cuyo amor deseas. Vuelve a la seguridad de querer controlar tu peso. Lo entenderé. Pero si quieres regresar y seguir adelante, te prometo que valdrá la pena.

Al principio viví momentos de auténtico pánico, sobre todo cuando necesitaba ir a «un evento» y ver a gente que conocía. Olvidaba todo lo que sabía y me interesaba, y me aterrorizaba el horrible aspecto de mi camiseta y pensaba: «Estoy prisionera en este cuerpo, con estas tetas que no caben en ninguna camiseta». Todos los ardides que utilizaba para sentirme segura y valiosa se me caían de las manos. La respuesta, en esos momentos, era sentir. En realidad, conducir la conciencia al interior de mi cuerpo y sentir el malestar y el miedo que me corrían por dentro. Creemos que sentir nos destruirá, pero aprender a movernos entre las emociones que nos surgen experimentándolas y aceptando su existencia aumenta nuestra paz. Las emociones no son una razón para tirar la toalla, son solo una razón para sentir.

Así pues, la nueva misión será permitirnos sentir, aceptar el miedo y las demás emociones. Tendrás emociones por la perspectiva de engordar, emociones acerca de tu cuerpo y emociones por estar haciendo este gran cambio en tus relaciones contigo misma, con el peso, la comida y la *valía personal.* Incluso tendrás emociones por la perspectiva de tener emociones. Y aunque te parezca dificilísimo, abrumador e imposible, quiero que entiendas que es del todo normal y que te des permiso para sentir lo que ocurre.

EMOCIONES ACERCA DE TU CUERPO

¿Cómo te sientes en relación con tu cuerpo? ¿Con el cuerpo que has tenido siempre? ¿Con el cuerpo que tienes ahora? ¿Con el cuerpo que temes tener? Escribe cualquier cosa que se te ocurra. No tienes que sentir las emociones (todavía), por ahora basta con que las reconozcas. Es siempre el primer paso.

LOS HUMANOS RECURREN A *MUCHAS* COSAS PARA INSENSIBILIZARSE

Lo opuesto de sentir es ser insensible. Cuanto más sofocas y esquivas tus emociones, más crece en el interior del cuerpo la cantidad de emociones que necesitan procesarse y sentirse.

Los humanos utilizan *muchas* cosas para insensibilizarse. El teléfono, el ejercicio, el trabajo, las redes sociales, el alcohol, las relaciones, la atención, la sexualidad... No siempre son estas cosas en sí mismas, sino cómo las *utilizamos*. Una misma actividad puede servir para sentir *más* o para huir y sofocar la vida, el cuerpo y las emociones. ¿Aprovechas determinadas actividades o vicios para estar más en tu cuerpo o para estar menos en él?

Fijémonos, por ejemplo, en el alcohol. El alcohol no es disfuncional por sí mismo. Hay muchas personas emocionalmente sanas que beben alcohol para relajarse o celebrar algo con sus amistades. El problema de la bebida empieza cuando bebemos para insensibilizarnos, para huir de los asuntos personales, del sufrimiento, de los traumas. ¿Cuánto se bebe para huir del miedo, del aburrimiento, del rechazo, de la tristeza? ¿Hasta qué punto se convierte el alcohol en una especie de muleta? ¿Hasta qué punto es un modo de no dar la cara a la propia vida?

La comida *no* es lo mismo que el alcohol. No necesitamos el alcohol para sobrevivir. En cambio, necesitamos comida, mucha comida, todos los días, durante toda la vida. Tenemos la posibilidad de suprimir el alcohol si queremos reconsiderar nuestra relación con él, pero *no podemos hacer lo mismo con la comida*. Creemos que podemos enfocar la alimentación como un problema de drogas, pero lo único que hacemos entoces es perpetuar el problema de la curación.

Es muy probable que te preguntes: «Muy bien, pero ¿cómo puedo estar segura de que nunca más volveré a insensibilizarme con la comida?» No creo que puedas estarlo. Volverás a insensibilizarte con la comida cuando empieces a aprender a sentir las emociones, pero no necesitas ser tan perfeccionista para mejorar tus relaciones con la comida. La perfección no es un requisito (ni creo que sea posible). Si comes para reconfortarte, no pasa nada.

También es posible que pienses: «Oye..., ¿y cómo sé si estoy comiendo emocionalmente o no?» Cuando comes para aturdirte o insensibilizarte, por lo general comes más aprisa de lo normal, respiras menos, eres menos consciente de lo que haces y de lo que necesitas, tienes el cuerpo en tensión (pero no prestas atención al cuerpo, así que seguramente ni siquiera la notarás) y tienes cierto deseo *de desconectarte, de evadirte, de huir de lo que esté ocurriendo o de lo que sientes*. La buena noticia es que el paso de la insensibilidad a la sensibilidad no necesita más que un giro de la conciencia y la intención, y respirar con tranquilidad. En efecto. Podría bastar un plato de macarrones con queso para corporeizarte y conectar un poco más (respirar hondo y sentir lo que sientes *mientras* comes). Tienes permiso para *estar triste y comer al mismo tiempo*. Si estás preparada para respirar hondo un par de veces antes, durante y después de comer, vas por el buen camino. Así que sigue llorando mientras das buena cuenta de ese helado, amiga mía, porque lo estás haciendo estupendamente.

Todo consiste en adquirir conciencia de cuándo estás en tu cuerpo y sintiendo, y de cuándo no. También puedes empezar cambiando de intenciones. Empieza deseando sentir. Se necesita práctica y valentía para empezar sintiendo lo que ocurre en tu cuerpo, que es lo contrario de anestesiarte y huir de él. Pero, antes de hacer nada, tienes que decidirte y empezar a sentir lo que has estado eludiendo.

MIEDO AL SUFRIMIENTO

Casi todo el mundo teme las sensaciones desagradables. Suele suceder del siguiente modo: empezamos a pensar en algo desagradable e inmediatamente tratamos de alejar la idea porque nos molesta *físicamente*. Por ejemplo, nos acordamos de una ocasión en que dijimos algo inoportuno en una entrevista de trabajo. Basta que pensemos que fue una idiotez para que queramos haber estado en otro lugar. «¿Por qué tuve que decir "¿Cómo está usted?" por tercera vez cuando ya lo había dicho dos veces y me habían respondido que bien y preguntado cómo estaba yo?» Una irritante sensación de vergüenza nos sube por el pecho, y en vez de *dejar que nos invada* y nos revele *que fuimos muy idiotas*, nos entra el miedo y hacemos cualquier cosa para no sentirla. Y nunca querremos pensar en ella ni hablar de ella. Nunca más. Y esta forma de esquivar los sentimientos se vuelve una costumbre continua y automática.

Pero cuando lo miras bien, la incomodidad del cuerpo no es más que una sensación. Es opresión, zumbido, hormigueo, agitación, calor, frío, irritación... Y lo que nos horroriza tanto es lo que asociamos con estas sensaciones. Si hubiéramos mirado de frente aquel tercer «¿Cómo está usted?», habríamos dado a la irritante vergüenza una oportunidad de *manifestarse plenamente*. Pero cuando la reprimimos, la vergüenza se queda, *esperando*. La gran paradoja es que la mejor forma de deshacerse de todo sufrimiento emocional es estar dispuestos a sentirlo[58].

Otra cosa que ocurre cuando nos negamos a procesar totalmente las emociones y las experiencias es que empezamos a temer qué nos ocurriría si nos *permitiéramos* sentir todo lo que hemos esquivado durante decenios.

Suponemos que sentir sería catastrófico. Y en cierto modo tenemos miedo al miedo. Creemos que las emociones nos engullirán. Tenemos miedo a acabar consumidos por la tristeza o la ira, a que, si damos rienda suelta a lo que realmente sentimos, a lo mejor no recuperamos nunca el control, a que a lo mejor nos quedamos tristes o enfadadas el resto de nuestra vida, si las emociones no nos matan antes.

Y cuando hayamos muerto, la gente expresará su decepción en el entierro: «Chica, no sabía que fuera tan *débil*. Se puso a chillar y se murió del soponcio. En el fondo no merecía que la ascendieran».

Con tanta intensidad eludimos las emociones. Si ya habéis experimentado esa clase de represión emocional, ya sabéis a lo que me refiero. Pero eludir las emociones y, de rebote, eludir el cuerpo acaba agravando la situación hasta que perdemos todo el control, nos da un ataque de miedo, o enloquecemos de furia, o rompemos a llorar, y ni siquiera sabemos por qué.

Sentir no nos destruirá, temamos lo que temamos que se susurre en nuestro entierro. Por el contrario, si estamos dispuestas a admitir el malestar y a *aumentar* nuestra tolerancia al mismo, podremos sentirlo y permitírnoslo, y entonces se procesará y pasará.

Creemos que para dominar las emociones tenemos que sofocarlas, no sentirlas ni hablar nunca de ellas. Nos blindamos y esperamos engañar al mundo con nuestra fortaleza y nuestra coraza exterior. Imaginamos que la gente se quedará muy *impresionada* cuando llegue

---

58. P. Chödrön, *Comfortable with uncertainty: 108 teachings on cultivating fearlessness and compassion*, Shambhala, Boston, 2002.

nuestro inevitable funeral, por nuestra ausencia de emociones y la inexpresividad de nuestro rostro impenetrable.

Pero si hay algo más desagradable que las propias emociones es esa evasiva e incómoda danza de contenerlas, reprimirlas y darles esquinazo. Pues así es como se estancan y depositan, en espera de una oportunidad para darse a conocer y volver a manifestarse, por lo general en forma de estallido.

Evitar las emociones es como sentir una ligera angustia de fondo, porque no hacemos más que tropezar con partes de nosotros mismos que nos agitan y queremos salir corriendo. Sabemos qué es vivir así, y es incómodo. Pero tenemos más miedo a lo que ocurriría si nos *permitiéramos* sentir aquello de lo que no paramos de alejarnos. Imaginamos que más vale malo conocido que bueno por conocer.

Pero la verdad es que reprimir las emociones no hace más que exacerbarlas y aumentar el cúmulo de sentimientos que esperan explotar a la menor oportunidad. Cuando las *sentimos* abiertamente, somos capaces de procesarlas.

No solo puede ser desagradable sentir, sino que a menudo nos enseñan a no sentir. Vivimos regidos por un contrato social tácito según el cual expresar emociones en público es un signo de insensatez o debilidad. «¡Domínate, idiota! No seas tan sensible. No seas tan débil.»

Cuando más pensamos que está mal tener emociones, más hábitos o vicios adoptamos para amordazar los sentimientos y las emociones para no tener que creer que somos débiles criaturas que sienten. Sofocamos las emociones que quieren salir a la superficie y perpetuamos el círculo vicioso en que estamos. Las emociones que no se procesan se quedan estancadas en nuestro interior, esperando y propiciando miedos, estallidos y colapsos.

¿Habéis oído alguna vez que alguien llore por recibir un masaje o al hacer un estiramiento de yoga? Eso se debe a que había viejas emociones sin procesar que estaban encerradas y se han liberado. Muchas personas que censuran los caracteres o comportamientos «emotivos» se encuentran a menudo en situaciones en que, sin querer, desahogan un torrente de emociones que *no aprueban*. Y cuando las emociones salen a la superficie, les asustan tanto que quieren reprimirlas con más fuerza, lo cual no hará sino propiciar un nuevo estallido, más adelante.

También esto se parece mucho al ciclo atracarse de comida / arrepentimiento. Cuando reprimimos algo natural, ese algo pugna por salir a flote, y cuando el miedo y la censura nos fuerzan a seguir reprimiéndolo, el ciclo se intensifica.

Sentir emociones es incómodo y asusta al principio, sobre todo después de haber estado reprimiéndolas toda la vida. Hay un embotellamiento, como en un fregadero atascado que se desborda. Sí, sí. Estoy comparando las emociones reprimidas con un fregadero atascado. Hazte un favor y date permiso para sentirlas por fin. Utiliza un desatascador simbólico o cualquier otra cosa.

La paradoja es que, cuando te tomas el aterrador trabajo de sentir lo que tienes dentro, las cosas se simplifican. Ya no cuesta tanto ni es tan abrumador. Las personas que sienten emociones abiertamente son las que están capacitadas para vivir su vida con plenitud y estar presentes en su cuerpo, sin temor a sentirse humanas.

¿QUÉ PASARÍA SI LO SINTIERA TODO DE GOLPE?

Antes de decirte que experimentes las sensaciones de tu cuerpo (cosa que haré muy pronto), empieza por determinar tu *resistencia* a sentir.

Escribe sin pensártelo mucho qué temes que pueda pasar si te permites sentir. ¿Qué sería de ti? ¿En qué te convertirías? ¿Qué pensarían de ti los demás? ¿Son racionales o irracionales tus miedos más intensos? Aquí no hay respuestas equivocadas; escribe entre cinco y diez minutos.

NO PUEDES EVITAR SER HUMANA (LO SIENTO)

Hace mucho, mucho tiempo, antes de que existiera «Al Diablo con las Dietas», yo era una adicta a la autoayuda. Y suponía que podía contribuir sola a mejorar mi propia dieta. Iba a mejorar sola mi forma de comer emocional y a transformarme en una sílfide, ligera cual una pluma.

Evidentemente, la dieta basada en la autoayuda no me funcionó. Porque las dietas no funcionan.

Pero no cayó en saco roto toda la energía que invertí. Todos los libros que leí me prepararon para inventar «Al Diablo con las Dietas» con otros conceptos. Y esta importantísima parte emocional de «Al Diablo con las Dietas» seguramente no existiría si no hubiera pasado aquellos años probando la autoayuda.

Pero en aquel entonces, con independencia de lo que aprendiera, aquellos interminables ejercicios de mindfulness con los que me esforzaba por estar más presente, o controlar mi respiración, u observar cómo flotaban mis pensamientos..., no dieron resultado. No estaba *en contra*..., es que... me olvidaba enseguida.

Lo único que me sirvió de veras fue aprender a volver a mi cuerpo, técnica fabulosa que me enseñó mi amiga y profesora Alexis Saloutos. Mi amiga tiene un máster en nutrición y durante años ha creado su propia versión de «Al Diablo con las Dietas». A veces dice que es una «nutricionista que no trabaja con la comida». Al principio estudié con Alexis para saber más sobre cómo almacena el cuerpo energía y emociones. Luego nos hicimos buenas amigas y no parábamos de escribirnos mensajes sobre la teleserie *Outlander*, pero esa es otra historia de la que me gustaría hablar en otro momento.

Volver al propio cuerpo trata de la *ubicación* física de la conciencia. Es tan sencillo como sentir lo que es estar en el cuerpo; y no se necesita más para estar presente. Para mí es más factible que todas las cosas que he aprendido en los libros de autoayuda y también es mucho más profundo, sobre todo para alguien que detestaba tener un cuerpo que era algo más que piel y huesos.

Estamos hechos para vivir en nuestro cuerpo, pero como humanos con toneladas de emociones reprimidas y no sentidas, y miedo a engordar y a tener demasiado de aquí y demasiado de allí, estar en el propio cuerpo resulta muy incómodo, así que vivimos casi toda la vida prefiriendo no sentir.

En vez de estar presentes en el cuerpo y sentir lo que hay ahí, nos dedicamos a callejear por la mente, pensándolo y repensándolo todo y sintiendo el mínimo posible. Tenemos la esperanza de trascender el cuerpo y solucionar todos los problemas con la mente, pero eso no funciona. Los intentos de curar las heridas físicas y emocionales pensando en ellas no llevan a ninguna parte. Para curar el cuerpo tienes que estar *en* el cuerpo. Tienes que bajar de ahí arriba.

Básicamente, todos somos humanos y vamos por la vida deseando no serlo. No queremos *sentir* lo que es tener un cuerpo o tener emociones. Si lo piensas bien, el miedo a la comida, el miedo al cuerpo y otros miedos podrían interpretarse como sentimientos *antivitales*. Literalmente. Porque si no comes, con el tiempo te debilitarás y te morirás. Esto es especialmente válido para los trastornos alimenticios más extremos, como la anorexia, pero es asimismo una dinámica que se advierte en la actividad de la persona que hace dieta sin cuartel y quiere estar cada vez más delgada y más «aceptable». Querer pesar cada vez menos podría reflejar un deseo inconsciente de no existir, de no sentir, de no tener que *aguantar* los sinsabores de la vida.

No me malinterpretéis. *Lo entiendo perfectamente*. La vida es *difícil*, y tener un cuerpo es una mala pasada. Tener emociones es un suplicio. Y es lógico que pensemos que hacer dieta podría salvarnos del dolor de existir. Pues, por un lado, la delgadez hace que nos elogien y acepten más en nuestra cultura, y por el otro, recordémoslo, hacer dieta es una forma excelente de insensibilizarnos y hacernos olvidar las emociones y lo que realmente pasa.

Son muchísimas las personas con trastornos alimenticios de una u otra naturaleza que tienen problemas para sentir lo que es estar en el propio cuerpo. Tienen la atención siempre en la cabeza. Una forma de cambiar las reglas del juego que *a mí* me fue muy útil consistió en «bajar» la atención al cuerpo y estar totalmente dispuesta a sentir y ser humana. Estar dispuesta a estar aquí y a sentir lo que es tener un cuerpo y ocupar un espacio, que es lo contrario de debilitarse y convertirse en humo. Obsesionarse por el adelgazamiento es un intento de abandonar el cuerpo, de encoger y ocupar el menor espacio posible en este mundo. Además, nos ayuda a sentir el mínimo posible. Es una firme demostración de que no queremos estar aquí y no queremos *enfrentarnos* a nada.

Al principio puede ser muy incómodo y difícil bajar, especialmente debido a todas las emociones y el malestar que pugnan por salir a la superficie. Son emociones que debían haberse procesado y sentido antes —y que han estado esperándote—, y sentirlas es la única forma sana de adelantar.

Cuando comes, lo que haces es traer la «tierra» al cuerpo, te atas al planeta y te mantienes con vida. Pones *peso* a tu existencia física. El acto de comer y entrar en el cuerpo te dicen que aceptes que eres humana. Te dicen que formes parte de los aspectos más incómodos, caóticos, terrenales, dolorosos e innobles de la existencia.

En el cuerpo es donde estarás más viva y vibrante, con más poder y conexiones. Y casi todo el mundo se resiste a ello.

«Bajar» es decirte que sientas realmente y habites el cuerpo que has creído demasiado grande y demasiado feo. Es decirte que ocupes realmente un espacio, el que tu cuerpo quiera ocupar de manera natural, que es lo contrario de encogerse y desaparecer, lo contrario de querer ser un hada diminuta, toda piel y huesos, que no necesita relacionarse con males terrenales como la comida y la grasa. Necesitamos estar dispuestas a sentir lo que se siente con un cuerpo. Y esto es válido para todo el mundo, sea cual sea el tamaño natural de su cuerpo. Dicho con más sencillez: no querer estar en el propio cuerpo es no querer estar completamente viva ni ser completamente humana, habitante de la tierra.

La dietética moderna también partió de una concepción religiosa que temía al cuerpo. Sylvester Graham, que inventó la galleta crujiente Graham en 1829, fue un pastor presbiteriano que creía que la fibra y el trigo integral reducían los deseos sexuales. Promovió una dieta vegetariana. Según él, la «comida deliciosa» (son palabras suyas), la carne y el café nos inducían a pecar.

A finales del siglo diecinueve, John Harvey Kellogg amplió las enseñanzas de Graham. Sí, es el inventor de los cereales Kellogg's *y* lo que hoy llamamos «granola» (aunque la suya tenía que ser insípida y sin azúcar, y reducir la libido). Kellogg fue un médico muy religioso que creía que la comida sosa, la fibra y una «dieta sencilla y sana» frenaban la libido y la masturbación[59]. (La ironía es que eso de que la comida sana frena el deseo sexual contiene una contradicción en los términos, porque si disminuye el deseo sexual es porque algo falla en el cuerpo, por ejemplo cuando se pasa mucha hambre o nos estamos muriendo, momentos en que el cuerpo no piensa en la procreación.) *Además*, prescribía la mutilación genital para hombres y mujeres con objeto de frenar el apetito sexual, apoyaba la segregación racial y la eugenesia, *y* fue casto toda su vida: se casó pero no consumó el matrimonio con su señora; todos los hijos que tuvieron fueron adoptados. Un gran tipo.

El caso es que John Harvey y su hermano se dedicaron al comercio para vender sus cereales antimasturbatorios: los copos de maíz. Real como la vida misma. A su hermano Will le interesaba menos la pureza sexual y más el comercio, y quería ponerle azúcar a la receta para que el producto fuera más sabroso. Pero John Harvey Kellog *se oponía firmemente porque el azúcar aumentaba el deseo sexual.* Así se originó una disputa que los enemistó para siempre y, afortunadamente para nosotros, quien se quedó al final con la Kellog Company fue Will[60]. ¡Vivan los Frosted Flakes![61]

---

59. A. Mayyasi, «The surprising reason why Dr. John Harvey Kellogg invented corn flakes», *Priceonomics*, 17 de mayo de 2016: https://www.forbes.com/sites/priceonomics/2016/05/17/the-surprising-reason-why-dr-john-harvey-kellogg-invented-corn-flakes/

60. H. Markel, «The secret ingredient in Kellogg's corn flakes is Seventh-Day Adventism», *Smithsonian*, 28 de julio de 2017: https://www.smithsonianmag.com/history/secret-ingredient-kelloggs-corn-flakes-seventh-day-adventism-180964247/

61. Frosties en Europa, Zucaritas en Hispanoamérica *(N. del T.)*

La conexión entre fibra, comer «sano», pureza alimenticia, pureza espiritual y miedo intenso al propio cuerpo y a la propia sexualidad está muy arraigada y *no debería ignorarse*. Ahí estuvo el comienzo de la dietética moderna. No pasemos por alto la moralina y la predicación sobre «los pecados de la carne» que durante siglos han estado presentes en el imaginario colectivo. Todavía damos valor moral a determinados comestibles y a determinadas formas de comer. La palabra «apetito» tiene varios *significados* y algunos siguen dando miedo a muchas personas. Seguimos atribuyendo actitudes morales a determinados *tipos corporales*. Y seguimos teniendo miedo a tener demasiada hambre, a ser demasiado decadentes, a tener demasiados deseos.

Ver el peso y el cuerpo como problemas no nos ayudará. En cambio, es realmente importante aceptar el cuerpo, sentirlo y habitarlo, sea cual sea su forma actual. El cuerpo no para de decirnos que volvamos a él, así que démosle lo que quiere.

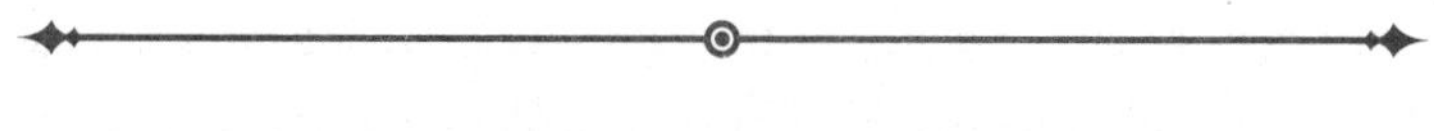

COMER PARA AYUDARTE A BAJAR

¿Puedes empezar a considerar el comer como una forma de regresar físicamente al cuerpo y «tomar tierra»? ¿Puedes empezar a entender que sentir y ocupar espacio en tu cuerpo es una parte importante de bajar y estar dispuesta a ser totalmente humana?

Aprovecha esta idea para ampliar la conciencia de tu energía y de lo que se siente al estar enraizada y habitar el propio cuerpo; y lo que se siente al tener una relación mejor y más plena con la comida.

TODOS ESTAMOS ENCALLADOS EN EL ESTADO «HUIR O PELEAR»

La buena noticia es que todo este rollo del sentir también tiene sentido en el plano biológico y mucho que ver con el estado de huir-o-pelear del que hablé más arriba. En su libro *Despertar al tigre*[62], Peter A. Levine explica que en *cualquier* situación traumatizante o potencialmente mortal, la parte primitiva de nuestro cerebro inyecta inconscientemente adrenalina y energía en el sistema nervioso con objeto de prepararnos para pelear o huir. Pero a menudo los humanos no completan de modo natural este proceso instintivo descargando la energía que acaba de acumularse. El resultado es que el cuerpo sigue en estado de alerta mucho más tiempo de lo necesario y, a veces, durante toda la vida. Y la única forma de subsanar ese estado y salir de él es experimentar las antiguas sensaciones que quedaron encalladas…, entrando en el propio cuerpo, respirando y sintiendo.

Seguimos enredados con nuestros procesos biológicos y estancados en el estado de supervivencia. Sin querer, seguimos estorbando y pasando por alto los fines naturales del cuerpo. Seguimos valorando negativamente los mecanismos que están ahí para curarnos.

Así que ahora hay *dos* estados de supervivencia causando estragos en nuestra calidad de vida: uno es el estado de supervivencia en la carestía y otro el estado de huir-o-pelear. Ambos nos tienen a expensas de los chutes de adrenalina más tiempo de lo que sería idóneo, lo cual causa estragos en nuestro organismo, se apodera de nuestro cerebro y nos agota durante años. Necesitamos activar el parasimpático, pero estamos encallados.

Este estado de máxima alerta, de huir-o-pelear, es lo que vulgarmente llamamos trauma. El sistema nervioso *cree* que la amenaza sigue presente, aunque estemos totalmente a salvo. Algunas personas

62. P. Levine, *Waking the tiger: Healing trauma,* North Atlantic, Berkeley (California), 1997.

explican el trauma como energía congelada en el sistema nervioso y en el cuerpo que necesita sentirse somáticamente para «descongelarse».

Esto no le quita ningún valor a las experiencias de las personas que han pasado por situaciones terribles y que han vivido episodios espantosos; ni equivale a decir que «todo el mundo está traumatizado del mismo modo». Si estás viviendo una situación traumática o tienes un trastorno de estrés postraumático, por favor, busca la ayuda profesional que necesites para que te aconseje y cure. Y si alguna vez sientes «demasiado» en cualquiera de los ejercicios que doy en este libro, detente, ve a tu ritmo y busca apoyo entre los profesionales de la salud mental.

¿Y para las personas que no saben si eso del estado de huir-o-pelear va con ellas? A nivel biológico, seguramente sí. *Muy* pocas personas pasan por la vida sin ninguna clase de trauma y es muy probable que tú también tengas tensión reprimida en el sistema nervioso por culpa de una serie de experiencias no procesadas, sobre todo si tienes tendencia a resistirte a estar en el cuerpo o si la idea de volver a él te incomoda, o si te sientes estresada o abrumada con facilidad.

Levine explica que el trauma no es solo el resultado de una situación en que la vida está amenazada. Puede producirse a causa de algo menos mortal a lo que el sistema nervioso responde como si fuera mortal. O sea que tu cuerpo podría experimentar perfectamente diversos niveles de trauma a causa de algo que tú, por lógica, sabes que nunca ha sido mortal —cirugía, una intervención odontológica, una experiencia inocua de la infancia (como creer que te has perdido en unos almacenes) o un accidente de tráfico del que te has librado por los pelos— y de muchos otros traumas emocionales y sociales, como que te rompan el corazón o pasar vergüenza en público.

Los humanos experimentamos traumas a un ritmo elevado[63], en comparación con los animales, porque estamos poco en el cuerpo.

---

63. P. Payne, P. Levine y M. Crane-Godreau, «Somatic experiencing: Using interoception and proprioception as core elements of trauma therapy», *Frontiers in Psychology* 6 (4 de febrero de 2015): https://www.ncbi.nlm.nih.gov/pmc/articles/PMC4316402/

En vez de sentir, pensamos. Y por eso no dejamos que se complete el proceso biológico de huir-o-pelear. Los animales salvajes, en cambio, permiten que se desencadene la respuesta de huir-o-pelear porque están totalmente en su cuerpo, ya que no tienen la oportunidad de salir de él y entrar en una mente que razona. Pueden recuperarse rápidamente de una fuerte impresión y «descargar» o «procesar» la energía, a menudo con una sacudida involuntaria. Dejan que el huir-o-pelear siga su curso y en consecuencia experimentan pocas veces los efectos prolongados de un trauma. Pero los humanos detenemos el proceso sin darnos cuenta. En vez de experimentar la sensación intensa en el cuerpo y dejar que se «descargue» como es debido, dejamos que se interponga el cerebro. Tememos la intensidad de la sensación, por eso dejamos de sentir y nos ponemos a razonar. No dejamos que la respuesta de supervivencia siga su curso, y esa actitud causa estragos duraderos en el cuerpo y en la mente.

La salida está en sentir lo que hay en el cuerpo. En realidad, soportar las sensaciones puras y duras que tienen lugar en el cuerpo. Palpar lo que son, y dejar que se muevan.

La siguiente herramienta os ayudará a soportar —y procesar— emociones y sensaciones en el cuerpo, y el meollo de esta herramienta consiste simplemente en respirar y sentir. Os parecerá frustrantemente sencilla, quizás incluso demasiado sencilla, pero no lo es. Recordad que estáis aprendiendo una forma distinta de limpiar la casa que habéis dejado sin barrer; os servirá para acostumbraros a ceder y sentir en vez de salir corriendo.

» HERRAMIENTA #3: RESPIRAR Y SENTIR

Programad la alarma de un reloj para que suene a los cinco minutos y tumbaos. Vuestra única misión en esos cinco minutos será experimentar en el cuerpo una sensación muy intensa e impregnaros de ella.

Preguntaos: «¿Cuál es la primera sensación que se me ocurre? ¿Cómo es?» Entonces, respirad. No cambiéis la sensación ni la alejéis: dejadla estar. Sed curiosas y sabréis lo que se puede aprender sobre experimentar esa sensación concreta: ¿es caliente? ¿Fría? ¿Se mueve? ¿Palpita, pincha, se revuelve, se agudiza? ¿Es grande? ¿Qué color tiene? ¿Es densa? ¿Cuál es su intensidad en una escala del 1 al 10? ¿Qué es lo que más te llama la atención en ella?

Si esto te parece una especie de meditación..., ¡acertaste! Es una forma de meditación. Breve y concentrada.

SI TIENES PROBLEMAS PARA EXPERIMENTAR SENSACIONES, puedes empezar sintiendo tu cuerpo en el espacio. ¿Qué sientes tocándote la piel? ¿Qué te provoca el tacto? ¿Qué se siente debajo de la piel? ¿Qué sientes tú? Ahora puedes volver a preguntarte: «¿Cuál es la sensación más intensa que tengo en el cuerpo en este momento?» Respira. Utiliza la respiración para sentir *más*, no menos.

PERO ESTO ES SUMAMENTE INCÓMODO... ¡Sí! ¡Magnífico! Lo estás haciendo bien. Busca sensaciones que sean desagradables, comprueba cómo son, qué hacen a un nivel puramente sensorial. Son solo cinco minutos, o sea que la molestia no durará eternamente.

SI OLVIDAS LO QUE ESTÁS HACIENDO y por qué te has acostado, y te pones a pensar que deberías meter la ropa en la secadora, no pasa nada. La vida es así. Lo único que necesitas es darle la vuelta a tus pensamientos y devolverlos al cuerpo respirando, sintiendo y preguntándote: «¿Cuál es la sensación más intensa que tengo en el cuerpo?» Procura que sentir sea una costumbre. Es lo único que puedes hacer.

Y cuando las amistades te pregunten: «¿Estás meditando?», podrás decir: «Claro que estoy meditando. *Y* encima me acuesto. Y me lo paso *en grande*».

También puedes ejercitarte respirando deliberadamente y sintiendo en la vida diaria, mientras paseas, mientras lees correos electrónicos o cada vez que te veas en momentos desagradables, pero poco a poco. Una cosa a la vez.

EL MITO DE LA RESPIRACIÓN RELAJANTE

Hay un mito sobre cómo respirar de determinada forma reduce la tensión. Creemos que para calmarnos basta respirar hondo un par de veces. «¡Tranquilízate ¡Respira hondo!» Pero eso no siempre funciona. La verdad es que hay veces en que respirar puede *aumentar* la ansiedad de la persona, y eso se debe a que cuando respiramos a pleno pulmón, hondo, nuestra atención se enfoca en el cuerpo, donde nos vemos obligados a sentir *más*. Respirar activa energías y emociones antiguas/estancadas (o nos pone más en contacto con la tensión del momento), así que es posible que te sientas más incómoda antes de sentirte mejor.

Pero *deseamos* adquirir el hábito de que respirar nos produzca incomodidad, porque es la forma de vivirla y procesarla en tiempo real. Si tuviéramos el hábito de respirar y sentir, estaríamos preparadas para procesar los sentimientos en cuanto aparecen, en vez de esquivarlos y reservarlos para estallidos y pánicos posteriores. Pero como no sentimos en tiempo real, esa energía se estanca y queda almacenada para después.

Los músculos son el lugar concreto en que más se nota el estancamiento energético y emocional. En los tejidos y los músculos retenemos todas las emociones no procesadas. Los músculos se tensan y retienen la emoción y la energía potencial que se estanca hasta que las ponemos en circulación voluntariamente y las sentimos gracias a los masajes, los ejercicios ligeros, la respiración o cualquier otra forma de sensación deliberada o trabajo energético (como la herramienta de respirar-y-sentir).

Las emociones se almacenan también en ciertos órganos y tejidos del cuerpo[64]. Candace Pert, doctora en neurofarmacología, cree que el cuerpo *es* el inconsciente, y ha comprobado que las glándulas y los órganos poseen receptores asociados a péptidos que pueden almacenar información emocional y acceder a ella. Según ella, «las emociones reales y verdaderas que necesitan expresarse están en el cuerpo, buscando salida y expresión, y por lo tanto integración, completitud y curación».

La medicina oriental correlaciona distintos sistemas orgánicos con diferentes emociones sin resolver. Por ejemplo, el estancamiento de hígado se asocia a menudo con ira que el cuerpo no desahoga. Recuerdo que una vez estaba tendida en la mesa de acupuntura, me sentía muy *furiosa* y le dije a la acupuntora, cuando volvió a la habitación, que estaba muy contrariada, me sentía fatal y me subía por las paredes. Respondió: «No me extraña. Te estoy trabajando el hígado».

Hice mía la herramienta de respirar-y-sentir porque fue el método más sencillo que encontré para procesar mis propias emociones estancadas y para guiar al alumnado de «Al Diablo con las Dietas» a procesar las suyas. Hay muchos métodos terapéuticos y muy variados para equilibrar el cuerpo y para orientar a los demás para que movilicen lo que tienen encallado en el interior: masajes, acupuntura, acupresión, yoga y muchos otros, menos conocidos, cuyo nombre estimula la fantasía (reiki, tapping, Rolfing, etc.)

No hay inconveniente en que busques un trabajo corporal, un trabajo energético o un movimiento, sea cual sea su especie, que te ayude a entrar en tu cuerpo. Puedes probar cualquier método, todos los que quieras, incluso quedarte con el más sencillo de todos, que es limitarte a respirar y sentir. Se trata de formas diferentes de ayudarte a entrar en el cuerpo, a sentir y a procesar. Entender esto ya es dar un paso adelante.

---

64. C. Pert, *Molecules of emotion: The science behind mind-body medicine*, Touchstone, Nueva York, 1997.

¿CREES QUE ODIÁNDOTE MEJORARÁS?

Cuando tenía cuatro años, me puse a jugar en el salón de mi casa, me caí y me golpeé el pómulo contra la esquina del mueble de la tele. Todo el ojo se me puso morado y me quedó una cicatriz que me dura hasta el día de hoy. Lloré mucho, porque ponía mucho teatro en todo, mis padres me vendaron y hablaron sobre si había que llevarme al hospital para que me cosieran la herida (no me llevaron y por eso tengo la cicatriz).

«Es un corte muy profundo. ¿Y si la llevamos a urgencias?»

«Pongámosle primero un esparadrapo cruzado en mariposa para cerrarle la herida.»

¿Esparadrapo en mariposa? ¿Mis padres tenían escondidos esparadrapos de mariposa de los que yo no sabía nada? ¿Por qué me lo habían ocultado? La promesa de tener una mariposa en la cara me hizo olvidar momentáneamente la llorera, hasta que vi que abrían un sobre y sacaban un adhesivo blanco que no se parecía en nada a una mariposa. Me quejé, medio ahogada por las lágrimas:

«Eso no es una mariposa...»

«No, es *esparadrapo* cruzado como las alas de una mariposa. Mejor que el esparadrapo normal cuando te haces un corte profundo, porque cierra los labios de la herida.»

Creo que rompí a llorar otra vez. Y en cierto momento me puse a gritar: «Aaaah, me odio, me odio, me odio, me odio».

«¿Por qué dices eso, Caroline?», dijo mi padre. Mis padres nunca me regañaban cuando me hacía daño, así que no había ningún motivo lógico para tratarme a mí misma con aquella dureza, pero recuerdo que sentía vergüenza y cólera. Y es que me había portado como una *idiota*, igual que una *niña* pequeña.

Tenía cuatro años, pero quería que mis padres pensaran que era una adulta. Y la herida era una prueba contundente de que no lo era. Al contrario, era la prueba de que no era más que una niña idiota, tan idiota como para jugar alrededor de la tele, aunque me habían advertido que no me acercara al aparato, porque podía caerme, y me había acercado a pesar de todo. «Me odio. ¿Por qué soy tan idiota?»

Si me odiaba abiertamente, todos tenían que darse cuenta de que al menos sabía que podía haber obrado de otro modo, lo cual me enseñaría a no portarme nunca más como una niña idiota que no sabe mantener el equilibrio cuando juega... *para no darse un castañazoooo. AY DE MÍ.*

«No debería haberme caídoooooo.»

«Caroline, no fue culpa tuya, todo el mundo se cae de vez en cuando.»

Pero es que yo soy más lista que esa gente idiota que se cae cuando juega.

Sinceramente, ignoro qué horrores de mi pasado me habían enseñado a ser tan siniestramente perfeccionista, pero me costó mucho desaprenderlo.

¿Os suena familiar todo esto? Porque es la típica sensación de culpa que tienen quienes hacen dietas. «¡Es que yo soy más lista que esas personas que no adelgazan! Y como yo tampoco adelgazo, no tengo más remedio que enfadarme muchísimo conmigo misma, porque soy una vaga y una fracasada.»

Creemos que odiarnos y censurarnos acabará mejorándonos. Y creemos que, si somos amables y comprensivas con nosotras mismas, acabaremos admitiendo la pereza y la fealdad..., ¡y luego incluso podríamos ser *felices* cuando, terminantemente, NO nos permitimos ser felices todavía! ¡Aún no tenemos suficiente buen aspecto para ser felices! No hemos sufrido lo suficiente para merecer sentirnos orgullosas. ¡La felicidad estará prohibida mientras las grandes empresas gasten miles de millones en una publicidad que nos recuerda incesantemente lo *infelices* que debemos de sentirnos!

Y cuando vemos a una persona que parece realmente feliz y encima está gorda, la consideramos tan ajena a nosotras —nosotras, las que vivimos aterrorizadas por la grasa— que automáticamente llegamos a la conclusión de que en el fondo sufre mucho. Creemos que para mejorar debemos odiarnos. Creemos que necesitamos avergonzarnos para sentirnos más responsables y guapas.

Me parecía más fácil y seguro odiarme por fracasar al ponerme a dieta y por engordar… antes de que otras personas me desprecien. Antes de que otras personas tengan la oportunidad de despreciarme, me despreciaré yo. Y si me desprecio lo suficiente, será como una inspiración y mi vida cambiará de una vez para siempre, controlaré todos mis actos y movimientos: iré al gimnasio todos los días, me olvidaré de los carbohidratos, me pondré como un fideo y estaré guapísima. Y como guapa equivale a feliz, pues eso. Era así de sencillo. El desprecio y el odio conducían a la felicidad.

También intenté *engañarme* para no querer comer con una curiosa gimnasia mental y fantasías realmente absurdas. Por ejemplo, cierta vez, estando ya en la universidad, me pregunté si seguiría rigurosamente la dieta fingiendo que era vampiro y que los postres eran los amados de mi corazón en cuyos cuellos no podía hincar el diente. Gracias, *Crepúsculo*. También me preguntaba cómo era posible que Harry Potter, Ron y Hermione pensaran tan poco en la comida, y supuse que necesitaba estar involucrada en alguna aparatosa guerra mundial de brujos, porque era evidente que eso era mejor que querer comer.

No creo que haga falta decir que no funcionó nada de esto. Nunca era capaz de «mejorar» sola cuando el factor motivador era el desprecio. Es imposible ser feliz a fuerza de detestarte. La felicidad no se consigue de ese modo.

Sin duda, sientes una euforia inenarrable cuando te suben el sueldo o te felicitan por haber perdido un par de kilos. Has ganado, eres una triunfadora. A nuestro cerebro *le encanta* vencer. Pero no hemos de confundir la euforia con la felicidad. Si no hay una aceptación estable y continua, la euforia cae en picado todas las veces. La euforia se convierte entonces en adicción. Empezamos a buscar dosis rápidas de victoria o aprobación y acabamos preguntándonos por qué a pesar de todo seguimos sintiéndonos tan inseguras y desdichadas.

Esas dosis de euforia son la verdadera adicción que debería preocuparte, no el consumo de carbohidratos.

¿A QUIÉN ECHAREMOS LA CULPA?

Cuando empiezas el programa de «Al Diablo con las Dietas», es normal que te enfades y quieras saber a quién echar la culpa. Has pasado años soportando dudas inútiles, dolorosas y extenuantes acerca de ti misma, porque te enseñaron a dudar de ti. Te has acostumbrado a encolerizarte contigo misma con la intención de hacer de tripas corazón y sacar fuerzas de flaqueza. Ya es hora de que emplees esa energía de otro modo.

Enfadarse tiene sus ventajas. Puede ayudarte a defenderte sola, a darte fuerzas para no opinar como otras personas y levantar barreras resistentes y saludables. Utilizar la energía de la cólera y la rebeldía puede tener efectos terapéuticos en esta travesía y ser un medio sorprendente de reivindicar tu fuerza y tu valía.

Y recuerda que, si sientes ira, no debes hacer como si no existiera. Especialmente si es antigua y la tenías reprimida, necesitarás experimentarla plenamente para que se procese y desaparezca, de lo contrario te dominará entre bastidores.

Muchas tendréis que idear formas nuevas de relacionaros con las personas a las que amáis. Amistades, familiares, parejas o colegas de dietas anteriores podrían hacer que os sintierais frustradas y abrumadas, porque siguen siendo víctimas de la obsesión por el peso y la comida y quieren que vosotras también lo seáis.

Será una tentación convertir a esas personas en enemigas. Pero por frustrantes que sean sus comentarios y sus críticas, no son más que personas que creyeron lo que les dijeron sobre la salud, la belleza y la responsabilidad, igual que vosotras. Creen que estar delgadas es importante, seguro y sano, que comer de manera perfecta es importante y terapéutico, y hasta es posible que crean su deber repetírselo a todo el mundo, porque desean lo mejor para los demás.

Muchísimas personas con las que he trabajado guardan mucho resentimiento contra sus familiares y a menudo contra sus madres, que son las primeras compañeras de dieta de mucha gente. La madre de una alumna tiene ochenta años y sigue creyendo que el azúcar es malo, y no para de hacer comentarios sobre todo lo que se lleva a la boca su hija, que tiene cincuenta y cinco años.

Muchísimas personas están obsesionadas o tienen una fijación declarada por la comida, la pureza, el peso, el ejercicio y el aspecto. Y si estas personas tienen descendencia, ahí podría estar la causa de muchos trastornos alimenticios infantiles, de muchas autocensuras, de mucho sufrimiento. ¡Sorpresa, sorpresa! Las neurosis y las creencias de nuestros padres determinan las nuestras antes de tener la oportunidad de *des*aprender.

La forma más contundente de progresar es admitir que lo intentaron, pero que no sabían lo que hacían ni de lo que hablaban. En el fondo, casi todo el mundo tiene buenas intenciones. Incluso cuando resulta que son unos burros, solo quieren ayudarnos. Creen que nos ayudan de verdad y que somos demasiado tozudos para escuchar. Incluso es posible que tú fueras así también no hace mucho tiempo.

Procura comprender que tu madre, tu abuela, tu profesor de danza, tu médico, la amiga que te jura que ha encontrado una dieta que funciona…, todas estas personas hacen las cosas lo mejor que pueden. Cuanto antes lo entiendas y te des cuenta de que ahora eres más libre, piensen los demás lo que piensen, y cuanto antes comprendas que tu valía no tiene nada que ver con el peso ni con sus creencias sobre el peso, más fácil será todo. Y por fastidiosos que sigan siendo los demás, viéndonos a todos como víctimas de un paradigma superior, más fácil será vivir con ellos en un mundo que valora la delgadez por encima de (casi) todo.

Se te ha permitido y se te ha animado a ocupar el espacio de las personas que no paran de hablar de las dietas. Y se te ha permitido decir a los demás que dejen de hablar en tu presencia de dietas y kilos.

Relacionarte con personas que, en lo fundamental, no piensan como tú o que creen irracionalmente en lo que les enseñaron sobre el cuerpo es uno de los aspectos más frustrantes de «Al Diablo con las Dietas» y, si os soy sincera, uno de los aspectos más frustrantes de la vida. Puede ser desalentador, e incluso desolador. Pero al fin y al cabo lo único que puedes hacer es seguir tu camino y tener claro lo que crees. Más adelante, en la parte mental, cuando hablemos sobre creencias, concretaré algunos métodos.

Aprovechar la ira como combustible de protección, mantenerte firme, ocupar espacio y recuperar el tiempo perdido te ayudarán a darle la vuelta al amordazamiento, la opresión y el autodesprecio. La ira te será útil al principio. Pero lo que con el tiempo será *más* sostenible es el saber que la mayoría de la gente no se entera de lo que se cuece. La mayoría de la gente cree que puede ayudarte a ser más feliz y estar más sana. La mayoría de la gente no sabe que está barbotando consignas al buen tuntún y que ella es también víctima.

Además, hay muchas otras personas que se obsesionan por la comida y el peso, no por culpa de sus familias, sino por culpa de los medios y de la cultura en general, que están obsesionados por la delgadez y la forma física. Yo recomiendo enfadarse con la cultura que nos ha convencido de que no estamos bien como estamos, entender que formamos parte de la cultura y entender que hay pocas formas de ayudar a cambiarla.

Puedes luchar para cambiar los modelos de belleza, puedes explicar lo que estás aprendiendo y puedes también apelar a la humanidad de la gente y pedir que respeten la tuya; y te recomiendo que lo hagas. Pero puedes hacer eso sin vivir irritada, aprovechando la ira para rebelarte, procesando tus emociones y optando por el optimismo. Yo soy partidaria de rebelarnos con optimismo. Creer que la nueva forma de enfocar el mundo, la comida y el cuerpo podría ser el criterio de la siguiente generación para enfocar el mundo.

La otra cara de la moneda es que curarte los «pequeños asuntos» con comida y engordando podría tener también un efecto terapéutico en las relaciones. Una alumna me contó: «Me estoy dando cuenta de que con el programa "Al Diablo con las Dietas" me ha acercado más a ciertas amistades que todavía hacen dieta. Me siento solidaria y también neutral y separada de ellas y de sus dietas, y ahora siento una curiosidad natural por cosas que no son las dietas, por eso hemos podido conectar de un modo más profundo. ¡Es algo que no esperaba, y es una experiencia muy emocionante!»

Sobre todo, recuerda que tienes permiso para ser feliz, aunque la gente no entienda por qué lo eres. Prueba algo como: «Creéis que no he cuidado lo suficiente la forma física, pero me importa un bledo lo que penséis. Espero sinceramente que lo paséis bien ayunando cada dos días».

Recuérdalo: ¡al diablo!

ESCRÍBETE UNA CARTA A TI MISMA MÁS JOVEN

Escribe una carta a una versión más joven de ti misma. Elige la edad que quieras, pero que sea en una época en que necesitabas a alguien que te comprendiera y te diera ánimos. Escríbete a ti más joven, sabiendo lo que sabes ahora. Estaría bien que eligieras la edad en que empezaste a hacer dieta, o quizá cuando ya estabas en lo más crudo de tu desdicha dietética. ¿Qué necesitaba oír la tú más joven?

Luego, si tienes ganas, viaja en el tiempo y que tu versión más joven te responda con otra carta.

Luego sube a tu máquina del tiempo y averigua si existieron Adán y Eva o si la causa de todo fue el Big Bang y la evolución. Después me envías un tuit y me lo cuentas para que lo divulgue. Pero no pises ninguna mariposa. El efecto mariposa se llama así por dos razones. Bueno, siéntate y escribe.

RÍNDETE AL DESORDEN

Sentir es caótico. Las emociones son caóticas. También lo es «Al Diablo con las Dietas», de principio a fin. Nada es lineal ni directo. Todo es desorden, y está bien así. Es como tiene que ser. Te enseña a rendirte al desorden.

Una aluma confesaba: «Mi ortorexia y mi fijación con la pureza era en realidad una obsesión por ser "especial", por ser diferente, única. Obsesionarme por la pureza de la comida hacía que me sintiera parte de una élite. Era demasiado buena para los restaurantes, demasiado buena para la comida de mis padres. Deshacerme de este control me ha quitado de encima todo el peso del mundo».

Esperábamos que con las dietas y el adelgazamiento nos sentiríamos un poco especiales o a salvo de las críticas, lo que no es más que otra forma de sentirnos dignas de amor o adoración. Para no permitirnos sentir que somos imperfectas, nos desconectamos y decidimos que nunca podremos reconocer que hemos fracasado y que nunca sentiremos las emociones que derivan del fracaso.

Los humanos siempre seremos desordenados e imperfectos. No entiendo cómo podemos esperar la curación sin reconocerlo y sin darnos permiso para pasar por la degradación de la cura y de las fases de aprendizaje. La cura se produce cuando estamos por fin dispuestas a admitir y a *sentir* lo que se deriva de la imperfección: y repito que se trata de *sentir lo que hay*, en vez de fingir que no existe. Ahora estás ahí, en medio de este desorden, y es exactamente donde debes estar.

Sé que habrás oído esto muchísimas veces, que pondrás los ojos en blanco y dirás: «Claro, claro, claro, sí, sí. Estoy exactamente donde debería estar. Bla, bla, bla. Ahora, quítame algunos kilos de encima». Pero el remedio para no avergonzarnos de nuestro cuerpo no es adelgazar ni hacer oídos sordos a lo que sentimos, ni controlar todos los pequeños detalles. El perfeccionismo no es más que una coraza temporal que nunca te ayudará con lo que sientes por dentro. Lo único que haces es levantar más murallas mientras por dentro sigues desmoronándote, muerta de miedo de que el mundo averigüe la verdadera naturaleza de tus defensas. O de que sepa, *OH CIELOS*, que no funcionas del todo bien. Murallas y más murallas que te separan cada vez más del mundo real.

La clave es sentir realmente las emociones que produce el hecho de ser imperfecta, de estar avergonzada, de no tener razón, de ser rechazada, de cometer errores. A eso se refiere la gente cuando habla de «vulnerabilidad»: a sentir, no resistirse y saber que no nos destruirá. Sentir nos permite procesar y ser más fuertes, personas más íntegras y completas. Aprender a sentir no solo te dará nuevos medios para procesar lo que solemos insensibilizar, sino que te ayudará a aumentar tu poder para aceptar el desorden. Nadie necesita la perfección.

LA PARTE MENTAL

La parte mental de este proceso consiste en reciclar todas las cosas inútiles y dolorosas que hemos aprendido sobre el peso y el cuerpo. Estas creencias suelen ser las que hacen tan difícil la aplicación del programa «Al Diablo con las Dietas», pues aunque en este momento seguramente estarás más reconciliada con tu forma de comer, aún tienes que eliminar un sinfín de reglas sobre la comida, de culpabilidades relacionadas con la alimentación y de creencias sobre el cuerpo, porque si quedan intactas, causarán estragos en la retaguardia y seguirás sintiéndote estancada y temerosa. Esta es la fase en que tomaremos conciencia de las «restricciones mentales» que permanecen y las solucionaremos. Empezaremos por aclarar y definir las creencias que nos limitan.

A mucha gente le tienta probar «Al Diablo con las Dietas» mientras «vigila su peso». Cuidado: si no estás dispuesta a afrontar tu miedo a engordar, acabarás donde empezaste. Ya sé que es muy difícil. Si fuera fácil, el peso no sería el dramón que todavía es en nuestra cultura y nuestra vida personal, y tú no necesitarías este libro. Nuestras creencias sobre la belleza, el peso y la valía están en el centro de nuestra compleja y caótica relación con la comida. Lo que al final tendrá importancia es estar dispuestas a desaprender lo que nos han enseñado y a cambiar nuestras creencias sobre el peso.

No podrás aprender a comer normalmente si no estás dispuesta a entender cómo has llegado a esta situación.

DESENREDAR LA MADEJA

Me gusta describir el subconsciente como una revuelta madeja de creencias inútiles. Al principio todo está mezclado, todo es confuso y agotador y, como todos los hilos están cruzados, es muy fácil precipitarse y asustarse. Ni siquiera sabemos a qué se debe el miedo, pero está relacionado con un millón de pequeños pensamientos, temores y creencias que no dejan de manifestarse.

Desenredar esa madeja es una labor lenta y paciente. No puede hacerse inmediatamente y de una sola vez. No basta con tirar de un hilo para deshacer el nudo, porque este nudo es muy complejo. Contiene muchos nudos menores que forman parte de otros mayores, y cada uno de aquellos es como una creencia inútil que propicia la angustia derivada de los nudos mayores. A veces, tirar de un hilo aprieta los hilos de otro nudo. Hay que ir despacio, con minuciosidad y comprensión, hilo por hilo. Y tienes que ser amable con la madeja, porque ella también siente.

Al principio, cuando todo está muy enredado, costará ver cómo están conectados los hilos. Porque todo es un caos. Es abrumador. Pero cuanto más desenredes, más fácil será verlo y más sencillo será el siguiente paso.

Es una complicada red de aprensiones y ansiedades, creada y perpetuada por nudos menores, así que primero hay que deshacer los nudos más pequeños. Saber de dónde viene la angustia y luego desentrañarla con lentitud y paciencia. Cuanto menos enredada tengas la mente, más claridad tendrás y más fácil te será ver *de dónde* sale la tensión y *por qué* la sientes. Estarás deshaciendo nudos grandes y pequeños toda la vida, pero el proceso se irá haciendo más sencillo y fácil conforme la red se despeje.

Esta alegoría sirve asimismo para señalar que todos somos madejas muy complicadas cuyos hilos tenemos que desenredar, pero no estamos rotos. Cortar nudos pequeños tampoco sirve de nada. No sé qué simbolizará esto de cortar un hilo, tal vez una lobotomía. Así que optemos por la moda antitijera y empecemos a desenredar todas las creencias que no sirven para nada.

» HERRAMIENTA #4: EL VOLCADO CEREBRAL *(BRAIN DUMP)*

No podemos desenredar nada si ni siquiera vemos los nudos, así que esta herramienta será el primer paso que demos para verlos. ¡No podemos curarnos si ni siquiera sabemos qué nos duele! Ejercitar el volcado cerebral nos ayudará a ver lo que *realmente* pasa debajo de la superficie. Acrecentará la conciencia. Y tomar conciencia es siempre el primer paso.

Ejercitaremos el volcado cerebral escribiendo durante veinte minutos seguidos sobre lo primero que se nos ocurra, lo que pensemos, lo que sintamos, lo que nos preocupe en ese momento. Sácalo de tu desordenado cerebro y ponlo en la página. Eso es todo. Así de sencillo.

Yo antes era enemiga de los diarios. Pensaba que era una cursilería. *Una idiotez.* Pensaba que era una idiotez y algo completamente inútil. Además, yo era escritora, de modo que, si tenía que escribir, debía ser algo brillante que pudiera publicar o guardar para siempre. La idea de escribir un diario como práctica terapéutica me fastidiaba mucho. Pensaba que no podía ayudar ni *servir* para nada. Y ahora admito y confieso que estaba equivocada, porque el llevar un diario de volcados cerebrales cambió mi vida. Me orientó por "Al Diablo con las Dietas" y todas las percepciones y los sentimientos que experimenté en el ínterin. Fue probablemente una de las cosas que más me ayudó. No subestiméis esta práctica.

Dedicar veinte minutos a hacer un volcado cerebral es una forma de aclarar lo que pasa en nuestra mente, nuestro corazón, nuestro subconsciente. Nada será demasiado vulgar. Nada será demasiado insignificante. Escribe lo que te pase por la cabeza. Sin corregir. Sin detenerte. Sin juzgar lo que escribes. Escribe lo que ocupa un lugar en tu mente y lo que te preocupa hoy. No emitas juicios de valor. No te censures. Sácatelo de la cabeza y ponlo en la página, donde realmente verás lo que hay.

Los pensamientos serán siempre alocados, neuróticos y preocupados, pero así es como está hecho el cerebro. Nunca dejamos de tener temores pequeños e insignificantes; por eso, en vez de dejar que nos reconcoman, es preferible tomar conciencia de ellos, y saber que ahí solo hay una mente normal y chiflada que farfulla. «Hola, cerebro, te conozco y te he calado, viejo bribón. Gracias por querer fastidiarme el día.» Acepta la locura.

Si quieres curarte de verdad, tienes que dejar de desatender lo que pasa en tu mente, en tu corazón y en tu cuerpo. Es una forma de aceptar el caos mental, mirarlo a los ojos y darle sentido.

Puedes hacer volcado cerebral siempre que estés en tensión, abrumada, sensible, confusa, cuando empieces a angustiarte otra vez por la talla de los pantalones, y cada vez que necesites claridad u orientación.

Cuando recurro al volcado cerebral, paso de hablar de mis miedos y factores estresantes a escribir la lista de las cosas por hacer, a apuntar ocurrencias sobre qué decir o cómo responder a un correo electrónico o cómo organizar un curso *online* que quiero crear, a fantasear sobre mi futuro, a bromear sobre mí misma, a pedir ayuda/orientación, a anotar ideas para tuits…, lo que sea. Es un volcado del cerebro. Aquí no puedes pifiarla. Escribe cualquier cosa. Casi todo lo que escribí durante los primeros seis meses de «Al Diablo con las Dietas» fue sobre comida y peso. Y poco a poco, conforme mi atención se desplazaba, también se modificó el tema de mis vaciados.

Recuerda que no es un diario. No vas a legarlos a tus hijos ni a tus nietos. Podrás borrarlos después, así te sentirás tranquila escribiendo sobre lo que *realmente* te pasa y cómo te sientes *realmente*. Si escribes en papel, puedes tirarlo a la basura. También puedes esperar, escribes un diario de vaciados y luego lo tiras. No necesitas cuidar el estilo literario. En tu mano está el escribir frases completas. Puedes cuidar la gramática o no, eso es cosa tuya. Puedes leer lo que has escrito o no leerlo. La finalidad es únicamente escribir. Porque cuando escribes todo lo que tienes en la cabeza, en tiempo real, es como si meditaras. Recurres a lo que llaman «escritura automática» para observar tus pensamientos, advertir sus pautas y dejar un espacio libre en tu mente vaciándola de trastos y derramándolos en la página.

Adapta estos vaciados para que te sean útiles. Hazlos una vez al día, cinco veces al día. Hazlo ritualmente o como te dé la gana. Te recomiendo que les dediques veinte minutos al día, pero es igual si son cinco minutos o una hora. Lo único que queremos es ganar claridad y tranquilidad *observando* despacio los componentes de la madeja. Hazlo y verás. Te será útil.

LA FUERZA DE NUESTRAS CREENCIAS

Érase una vez un batido habitual que formaba parte de un estudio. El estudio era para medir los niveles de ghrelina de los sujetos que consumían el batido. Recordad que la ghrelina es la «hormona del hambre», y cuando sube, indica a tu cuerpo que es hora de comer, así que altos niveles de ghrelina significan hambre. Niveles bajos de ghrelina significan que no hay hambre. Y cuando la hormona del hambre sube, el metabolismo *se ralentiza* «por si no hay comida», según Alia Crum, la psicóloga clínica que dirigió el estudio[65].

El batido se daba a dos grupos de sujetos. El primero lo recibía en un vaso con una etiqueta que decía: «Sensishake: sin lípidos, sin culpa, 140 calorías». Este grupo creía que bebía un batido «sano» sin lípidos y bajo en calorías. El otro grupo recibía *el mismo* batido, pero en

---

65. A. Spiegel, «Mind over milkshake: How your thoughts fool your Stomach», *Morning Edition,* NPR, 14 de abril de 2014: https://www.npr.org/sections/health-shots/2014/04/14/299179468/mind-over-milkshake-how-your-thoughts-fool-your-stomach

un vaso con una etiqueta que decía: «LUJO DE SIBARITAS: TE LO MERECES, 640 CALORÍAS».

En realidad, el batido tenía 380 calorías. Os prometo que la anécdota vale la pena, o sea que no me deis la lata tan pronto por hablaros de calorías.

Cuando los sujetos bebían el batido que ellos *creían* que tenía 640 calorías, sus niveles de ghrelina bajaban. Ya no tenían hambre.

Pero cuando lo bebían los sujetos que creían que tenía 140 calorías…, sus niveles de ghrelina no bajaban. Los niveles de la hormona se mantenían altos y tenían hambre, y su metabolismo se ralentizaba, *aunque bebían el mismo batido que el otro grupo.*

¿Os dais cuenta? El mismo batido tenía efectos totalmente distintos en los dos grupos porque creían beber cosas distintas.

«Nuestras creencias influyen en prácticamente todos los dominios, en todo lo que hacemos», dice Crum. «Creo que no hemos dado suficiente importancia al papel que tienen nuestras creencias en la formación de nuestra psicología, de nuestra realidad.»

Esto significa que lo que creemos sobre lo que comemos tiene más poder sobre nuestra respuesta psicológica a la comida que el valor nutritivo y calórico real de la comida. Lo que la *mente* hace y piensa influye poderosamente en el cuerpo. He ahí *por qué* nos entran deseos de atracarnos de comida con solo *pensar* que vamos a hacer dieta.

Las ideas sobre la «necesidad» de adelgazar y reducir la comida pueden hacer que el cuerpo sienta los efectos de la privación antes incluso de que empieces la restricción propiamente dicha, lo cual automáticamente influirá en tu hambre y en las hormonas de la saciedad. Basta con que *acaricies la idea* de hacer dieta para que tu cuerpo eleve los niveles de ghrelina y te haga sentir más hambre de la que tendrías si planearas comer lo que te apeteciera. El cuerpo recuerda las dietas que hiciste. Al cuerpo no lo engaña nada.

Este fenómeno es la *restricción mental* de que he hablado antes. Y es el motivo por el que hay que tratar tus creencias negativas y amedrentadas sobre la comida y el cuerpo, si quieres salir realmente de este ciclo disfuncional.

Si la forma de pensar en la comida que comemos tiene una respuesta fisiológica en el cuerpo, animo a la gente a que asimile la idea y sea consecuente con ella..., porque casi todo el mundo cree que todo lo que come es veneno. Casi todas las personas piensan que no deberían comer nada *mientras* comen algo. ¿Cómo creéis que os va a ayudar eso? ¿Qué respuesta fisiológica creéis que se produce en el cuerpo pensando así? Pues una respuesta infame y cargada de tensión. ¿Qué os figurabais?

LAS CREENCIAS SE CONVIERTEN EN UN SESGO DE CONFIRMACIÓN

Nuestras creencias no solo influyen directamente en nuestro cuerpo, sino que además determinan cómo vemos el mundo que nos rodea. Se trata de un fenómeno psicológico que se denomina «sesgo de confirmación», que filtra los datos y lo interpreta todo como una confirmación de nuestras creencias o teorías *previas.*

Este fenómeno es el causante de que la gente se crea las teorías de las conspiraciones sin fundamento, que consisten en creer que todo lo que vemos apoya teorías que ya hemos articulado, aunque tergiversemos los datos para que encajen en ellas. Es lo que explica cómo y por qué están tan divididos el mundo y los países; cómo dos bandos creen en «hechos» que se presentan como si fueran completamente distintos.

Muchas creencias son subconscientes. No somos plenamente conscientes de ellas sin una investigación en profundidad, pero incluso desde ese segundo plano pueden determinar nuestra interpretación del mundo y nuestra forma de relacionarnos con él. Vivimos lo que creemos.

Las creencias estresantes o negativas suelen llamarse «restrictivas» porque, literalmente, te limitan y a tu experiencia de la vida. Todas nuestras creencias sobre el dinero, el amor, la vida, la felicidad y la salud nos influyen de manera práctica, de manera subconsciente y con fuerza, *y* se traducen en nuestra forma de interpretar la realidad. Prestamos atención a las cosas que confirman nuestras creencias y pasamos por alto las que no.

La idea de creencia restrictiva es aplicable a todo, incluso a nuestra relación con la comida y el peso. Y nuestras creencias sobre la comida y el peso son las que hacen que este proceso sea tan engorroso.

Las creencias, en «Al Diablo con las Dietas», pueden asomar la nariz para importunarte en el momento más inesperado, durante meses. Una alumna me decía hace poco: «Yo iba tirando y me sentía mucho mejor en el tema de la comida, y de pronto sentí que me volvía la ansiedad de antes, como si después del relámpago hubiera estado esperando el trueno. Me di cuenta de que lo estaba enfocando como el buen resultado a corto plazo que había tenido con dietas anteriores. Pensaba: "NO PUEDE DURAR". Cuando analicé más de cerca esta creencia, comprendí que *no hay* que esperar el trueno. No es una cuestión de "bueno" o "malo". Recordar que nunca volveré a pasar hambre me tranquilizó».

La mejor herramienta que conozco para solucionar la restricción mental es tomar conciencia de las creencias que tenemos, y el mejor medio que conozco para tomar conciencia en este sentido es *escribir* (el volcado cerebral). Si eres capaz de hacer un alto y señalar las creencias que te acechan en ese momento sin necesidad de coger papel y bolígrafo, mejor que mejor. Pero he averiguado que escribir no solo ayuda a identificar las creencias restrictivas, sino también a recordarlas y a tenerlas en cuenta para más adelante.

Cuando las creencias acechan en los oscuros rincones del subconsciente, no nos damos cuenta de que nos manipulan. ¡Pues, luz sobre ellas! La clave es tomar conciencia de lo que nos dirige. Miradlas fijamente a los ojos. Decid: «Te veo, mal bicho».

ENCUENTRA A ESOS MALOS BICHOS

Siéntate y haz una lista de todas las creencias restrictivas y negativas sobre la comida y el peso que te vengan a la cabeza.

Seguramente será una lista larguísima. Recuerda que el primer paso fundamental es ser consciente.

¿Recuerdas aquellas normas sobre la comida que escribiste en la sección física? Casi todas son creencias restrictivas. Repasa aquella lista y señala alguna que sigas creyendo verdadera o te produzca tensión abandonar.

¿Cómo sabes si es una creencia restrictiva? ¿Te produce tensión? ¿Sí? Entonces es negativa, es decir, «restrictiva».

Empieza a hacerte a la idea de que casi todas las creencias que te producen tensión son falsas. Ese es el primer paso.

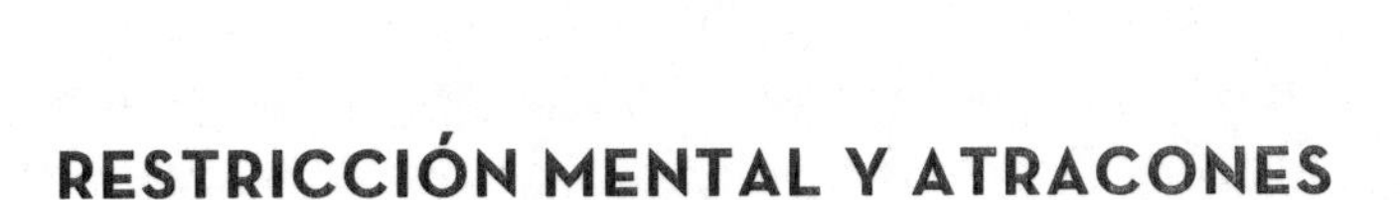

RESTRICCIÓN MENTAL Y ATRACONES DE COMIDA

Si sigues dándote atracones, en cierto modo es que sigues poniéndote límites. Y si no puedes concretar en qué te limitas, lo más probable es que se trate de restricciones *mentales* y sentimientos de culpa en relación con el comer. Según mi experiencia, la forma más fácil de desentrañar y solucionar la restricción mental que persiste es investigar tus creencias restrictivas y negativas.

No te das atracones porque seas una adicta a la comida totalmente descontrolada, sino porque todavía no comes lo suficiente o aún no confías en que *tienes permiso* para comer, y esa falta de confianza será siempre un obstáculo.

Esto es válido aunque tus atracones de comida no lo sean en toda regla y te llenes solo hasta cierto punto: la respuesta es la misma. Si comes de tal modo que te induce a creer que estás fuera de control es o porque hay restricción o porque hay resistencia a estar en tu cuerpo y sentir, y a menudo se trata de ambas cosas a la vez.

Todas las normas sobre la comida, las culpabilizaciones sobre la comida y las creencias dietéticas de las que aún no te has librado del todo siguen influyendo en tu forma de comer y tu apetito. El cuerpo no quiere que te pongas a dieta ni pases hambre. El cuerpo quiere que comas. Así que, si te das atracones, tu misión es concretar dónde te limitas.

Si no tuvieras un cerebro capacitado para investigarlo todo, «Al Diablo con las Dietas» sería un programa facilísimo. Si fueras, por ejemplo, una marmota y te guiaras solo por el instinto, habrías hecho caso a tu hambre, habrías salido del estado metabólico lento y eso sería todo. Los animales no se preocupan por su imagen. Y cuando se trata de comer, no caen en ciclos de culpa-arrepentimiento.

Habrías permitido que tu cuerpo comiera mucho para compensar la época de dieta/carestía, habrías permitido que tu cuerpo ganara peso. Te habrías permitido pasar tiempo descansando y reparándote y, antes de que te dieras cuenta, tu fase de dieta/carestía y recuperación sería un recuerdo lejano. Tu apetito se normalizaría y estarías en condiciones de concentrarte en muchísimas otras cosas.

Pero los humanos no funcionamos así. Rumiamos demasiado las cosas. Tenemos miedo. Creemos que todo va a ir horriblemente mal. Dejamos que nuestras *creencias* abran las espitas de las emociones y el pánico, que ya tenemos demasiado miedo de sentir. Dudamos de nosotras mismas. Dudamos del proceso. Dudamos de nuestro cuerpo. Nos preocupa acabar con un aspecto irreconocible, que nos hará sentir desdichadas e indignas de amor. Y seguimos presa del miedo.

COLECCIONA CREENCIAS

Cuando practiques el volcado cerebral, traza un círculo alrededor de las creencias y ponlas en una lista aparte. Toma nota de las creencias que podrían estar estropeándote la función y tenerte estancada. Quejarte y escribir estos volcados sobre lo que te fastidia puede servirte para determinar qué creencias podrían ser las peores.

Te invito a que te preguntes: «¿Qué creencias hacen que me sienta así?» Ponlas por escrito.

TODO EL MUNDO TIENE SUS RAZONES

Cuando estudiaba secundaria empecé a engordar y a adelgazar, oscilaba entre el sostén de talla E y el de talla H. En aquella misma época Jessica Simpson aparecía en la prensa sensacionalista con subidas y bajadas de peso parecidas. Simpson adelgazaba con una dieta y meses después recuperaba los kilos perdidos en la pechuga, los brazos y la cara, y la prensa sensacionalista la hacía trizas. Y lo único que veía yo era: «Así es mi cuerpo. Así engordo y adelgazo yo también. También yo soy un desastre. También a mí debería darme vergüenza». Yo me machacaba igual que la prensa sensacionalista la machacaba a ella. Y eso que ella era guapa. Señor, Señor, ¿tan fea soy?

En unos meses, estando aún en octavo curso, pasé de ser una adolescente que iba por la vida sin preocupaciones a oír los bocinazos de los camiones cuando iba corriendo y a recibir silbidos de conductores asquerosos que me veían cruzar la calle. No podía creer lo que estaba pasando. ¿Quién era aquella gente? ¿Era normal todo aquello? ¿No se daban cuenta de que yo era una persona? Aún estaba estudiando secundaria y aquello pasó a ser para mí una realidad constante. Yo lo relacionaba con los pechos, que tenía que ver con mi peso. De repente, mi cuerpo era lo que me definía y no tenía ningún control sobre aquellas reacciones públicas y agresivas. Para mi cerebro adolescente, aquel acoso era como un castigo por no estar ya delgada, y durante mucho tiempo creí que si adelgazaba terminaría aquello.

Pero el acoso callejero no fue el único motivo de que mi relación con el peso se volviera disfuncional, porque más o menos por entonces, con catorce años cumplidos, los médicos me dijeron que no engordara y que tuviera cuidado con la ingesta de carbohidratos y grasas, a causa del síndrome de ovarios poliquísticos. Aquello fue para mí una nueva prueba de que adelgazar y obsesionarse por el peso eran causas importantes y legítimas. Nadie podía convencerme de que empezaba a sufrir trastornos alimenticios, porque la relación antedicha era prescrita por un médico.

Para colmo, quería ser actriz. Quería estudiar teatro musical en la universidad y dedicarme profesionalmente a la interpretación. De forma extraña, lo peor de todo era que tenía verdadero talento natural, y *si conseguía tener el buen aspecto que debía tener*, a lo mejor conseguía matricularme en un curso para alumnos de alto rendimiento. Si parecía suficientemente delgada y delicada para estar a tono con mi bonita vocecita y mi «tipo», mis sueños podrían hacerse realidad. Pero si no conseguía controlar el peso, sería como si yo misma los saboteara. Nunca me aceptarían en un programa de élite y nunca me contratarían. «¡Y las tetas no me caben en NINGÚN VESTIDO! Todo por mi culpa. Tengo que volver a la dieta Atkins y controlarme de una vez para siempre.»

Creía que para que se cumplieran mis sueños, para que dejaran de acosarme por la calle y para no caer en el descontrolado abismo de la diabetes y la infertilidad por culpa del síndrome de los ovarios poliquísticos, tenía que perder peso para siempre. Tenía que fortalecer mi voluntad. Tenía que dejar de consumir carbohidratos y ceñirme a las dietas que cada vez me resultaban más difíciles de obedecer. De no conseguirlo, estaba permitiendo que mi adicción a la comida socavara mi *destino*.

Estaba convencida de que mi salud y mi futuro profesional estaban en la cuerda floja, todos los días, con cada bocado que daba, con cada gramo que ganaba; y que mi peso era responsable de todos mis problemas. ME SENTÍA FATAL. Cada bocado que daba era como una puesta a prueba: ¿podía ser un ser humano triunfador o no? ¿Podía seguir siendo valiosa, eficaz y admirable o caería en el abismo de la enfermedad, la fealdad y el fracaso?

Mientras mi cuerpo luchaba contra mis obsesivos intentos de fortalecer mi voluntad e imponerme restricciones, la comida empezó a invadir todos mis pensamientos y mi vergüenza no hacía más que aumentar a causa de mi incapacidad para seguir una dieta a rajatabla. «¿QUÉ me pasa? ¿De verdad soy una inútil que no es capaz de controlarse?» Era la desgracia personificada. Y nadie me decía que lo que hacía y creía era malsano, porque vivimos en una cultura donde casi todas las personas hacen más o menos lo mismo, y encima se animan a hacerlo.

Tal fue la experiencia que me educó. Cada cual tiene la suya. Todos hemos vivido una serie particular de acontecimientos que nos ha hecho creer que necesitamos controlar el peso. Hemos acabado creyendo que nuestra vida será mejor si reducimos nuestro volumen o estamos más en forma. Puede que porque alguien lo dijo una vez o porque lo hemos oído cientos de veces. Puede que fuera un comentario corriente e inofensivo, o algo más traumático.

Analizar las experiencias que han determinado tu fijación con el peso y la comida no significa pasarse las horas pensando en el pasado ni lamentarse por las ocasiones perdidas; por el contrario, te ayudará a encontrar las creencias fundamentales que cristalizaron a causa de aquellas experiencias. Y esas son las *creencias* que seguramente dirigen la función entre bastidores y que viven y colean en tu subconsciente, pero que no están a tu servicio.

Por ejemplo, por culpa de mi experiencia con los silbadores, asimilé la idea de que el peso me volvía insegura y las tetas me impedían controlar el trato que me dispensaban los demás. Y de que tener curvas me convertía en objeto legítimo de comentarios repulsivos o agresivos. Y de que estar delgada sería lo único que me ganaría el respeto o me mantendría a salvo. Ninguna de estas creencias sirve para nada. Además, ninguna encierra ninguna verdad. Pero yo las convertía en verdades aferrándome a ellas.

ESCRIBE TU HISTORIA

Dedica veinte minutos largos a escribir la historia de tu comida y tu cuerpo hasta este momento. Describe qué vida tenías *antes* de empezar a hacer dieta, cómo y por qué te pusiste a hacer dieta, qué te indujo a creer que necesitabas ponerte a dieta y perder peso y qué sentías mientras estabas en esa guerra. Visita aquellos tiempos con la memoria. Recuerda cosas que has deseado olvidar. Seguramente será una crónica de desdichas, y es probable que te sientas incómoda mientras la evocas. Es el primer paso de la curación. Puntos extra por estar en tu cuerpo, respirando y sintiendo mientras escribes y recuerdas.

Luego repásalo y subraya las experiencias concretas que se convirtieron claramente en creencias restrictivas que todavía te afectan. Por ejemplo, recordar «recibía elogios cuando adelgazaba» podría haberte hecho creer que «adelgazar hace que la gente se sienta orgullosa de mí».

Añade estas creencias restrictivas a tu lista marginal y guárdala para consultas futuras. Seguiremos coleccionando creencias negativas para trabajarlas más adelante.

Recuerda que cuanto más respires, revivas y sientas durante todo este ejercicio, más avanzarás en el desenredo de la madeja.

QUÉ CREEMOS QUE CONSEGUIREMOS ESTANDO DELGADAS

Mi idea era la siguiente: una vez que estuviera inmersa en la dieta baja en carbohidratos y dejara de comer pan y estuviera hecha un fideo por los siglos de los siglos, me teñiría el pelo de rubio. Sería delgada *y rubia*, y es posible que después me arreglara la nariz. Aunque también podría reducirme un poco los mofletes para solucionar lo de la nariz; ya veríamos.

«Cuando esté delgada estaré guapa, tendré confianza en mí misma, me contratarán para todos los papeles teatrales a los que me presente. Iré a fiestas todo el tiempo. Me encantará hacer vida social y reír mucho. Seré divertida, estaré en la onda, me vestiré bien y todo será muchísimo más fácil.»

También tenía planes para participar en algún buen drama político-cultural actuando en una obra de teatro en Londres con la esposa de algún amigo del príncipe Harry y luego nos iríamos todos a cenar, aunque en realidad yo no sabría quién era él, porque no prestaría atención a las noticias y él se enamoraría de mi firme, encantadora, hermosa, delgada y rubia personalidad, indiferente al poder. Conviene advertir que, cuando me puse a escribir este libro, el príncipe Harry estaba soltero y que acaba de casarse, mientras lo corrijo, con una actriz encantadora, hermosa y delgada, pero no rubia. Así mueren nuestros sueños. Tuve muchas otras fantasías que también tenían lugar en Londres, muchas sobre que conocía a George Weasley, preferentemente en una cafetería Muggle.

El denominador común de estas fantasías era que yo adelgazaba. Era el detalle más importante. El otro tema común, que no me seducía tanto, era que me enamoraría de un británico pelirrojo muy apreciado. (George tiene *una concurridísima tienda de caramelos y bromas para brujas y hechiceros*. Pero era evidente que no pensaba probar ningún dulce de su tienda mágica porque yo era una diosa sin calorías.)

Con el paso de los años, según siguiera una u otra dieta, las fantasías mudaban de estilo. Durante mi fase *Las francesas no engordan*, estaría delgada y tendría un guardarropa impresionante de blusas ceñidas muy elegantes y de altísima calidad, con las que no necesitaría llevar sostén porque las tetas me habrían encogido. Tendría solo lo que necesitara. Y mi apartamento sería como el de Amélie.

Hubo una época, cuando estaba en el instituto, más o menos cuando se estrenó *Chicago*, en que estuve realmente deprimida porque no me parecía a Catherine Zeta-Jones. Arrastré esta desdicha durante *meses*. Pasaba horas mirando fotos suyas en una página nueva que se llamaba Google. Miraba su cara perfecta y me desgarraba por dentro al ver que no me parecía a ella ni por el forro. ¡Y ella hacía la dieta Atkins! Una prueba más de que eliminar el pan del planeta había sido *mi última esperanza*.

Muchas fantaseamos con tener una vida en la que estamos delgadas, en la que tenemos lo que queremos y todo sale bien, tal vez sin fantasías de estar en un mundo mágico, y sí, admito que dejo volar mucho la imaginación, pero aun así. Perder peso es una fantasía que nuestra cultura estimula continuamente, y las empresas publicitarias aprovechan las nuestras para que compremos sus potingues inútiles.

La sociedad nos implanta un deseo intenso de estar delgadas o en forma y luego lo explotan hasta que gastamos todo el dinero persiguiendo el sueño de lo que nos procurará la delgadez. Felicidad. Respeto. Amor. Seguridad. Belleza. Relojes bonitos. Una cocina blanquísima llena de yogures en miniatura. Relajación. Paz.

Casi todas aceptamos esta fantasía sin darnos cuenta de que lo es, ya que la percibimos como una verdad. Pero podemos cambiar ya mismo ese lavado de cerebro. Lo único que hace falta es ser conscientes de que es una fantasía. Y luego darnos permiso para tener *ya* las cosas que creemos que vienen con esa fantasía. Y que se vaya a freír monas quien diga que no puedes.

¿Crees que alguien fue a decirle a Lena Dunham, creadora y protagonista de la serie *Girls*, de la cadena norteamericana HBO, que era la persona ideal para salir en una serie de televisión? Pues claro que no. Se concedió el permiso ella sola. Hizo su propia película y luego su propia serie de televisión. Cambió las reglas del juego. Me importa un rábano si te cae bien o la detestas y lo que opines de su serie: el caso es que hizo algo que también tú puedes hacer. No esperó a adelgazar para hacer lo que quería.

Creer que estando esbeltas seremos felices es un billete para la decepción. Se sabe que las cosas exteriores no pueden hacernos realmente felices. Y a pesar de eso, la vida de muchas personas gira alrededor de la creencia de que la esbeltez (la delgadez, o estar en forma, o como quieras llamarlo) las hará felices. O ganar más dinero. O ser adoradas. Estas creencias influyen en tu forma de concebirte y tratarte, y cuando consigues lo que crees que quieres, te sientes más desdichada cuando te das cuenta de que esa no es la fuente de la felicidad duradera que esperabas.

Pero yo estoy aquí para decirte, y volveré a decírtelo, que todo lo que crees que te conseguirá la delgadez es algo que tienes que buscar ya mismo, sea cual sea tu peso. No viniste a este mundo para quedarte esperando a que alguien te considere digna de la vida que quieres. Viniste al mundo para forjar esa vida.

Todas creemos que cuando estemos delgadas o guapas, o seamos ricas, seremos felices por fin. Pero la verdad es que la forma en que busquemos las cosas es la forma en que las experimentaremos. Si buscamos una relación con inseguridad y necesidades, lo más probable es que salgamos de ella en la misma situación, todavía inseguras, necesitadas y buscando la validación de otros. Lo mismo sucede con perder peso. Perder peso no cura el estado emocional en que estás. Perder peso no cambia cómo te sientes contigo misma ni las creencias que tienes sobre ti misma. Sé que esto parece ir contra el sentido común, pero ocurre todo el tiempo. Hay muchísimas personas que adelgazan muchos kilos y, aunque ahora reciben un sinfín de elogios, *siguen tratándose a sí mismas como antes.* Siguen sin gustarse.

No soy enemiga de las metas. Yo tengo metas. Pero soy enemiga de esperar metas exteriores para hacernos realmente felices. Un aumento de sueldo no resuelve todos los problemas. Enamorarnos no borra las dudas sobre nosotras mismas ni los sentimientos de soledad. La fama y el reconocimiento no nos devuelven la paz y la alegría automáticamente. Tenemos que investigar *debajo* de la meta lo que buscamos realmente. Si lo que deseamos conseguir realmente con el adelgazamiento es más generosidad con nosotras mismas y una blusa nueva..., lo que necesitamos es darnos estas cosas *ya*. Es lo que buscamos en el fondo. Porque no hay garantías de que cuando consigamos nuestros objetivos nos volveremos más generosas ni nos aceptaremos más a nosotras mismas, aunque creamos lo contrario. Por lo general no ocurre. Cuando consigas una meta seguirás estando en la misma situación en que estabas cuando la buscabas.

Esto no significa que ninguna meta valga la pena. Solo significa que las metas no te producen automáticamente las emociones que buscas. Esperar que la meta te haga feliz solo te ocasionará decepciones. Pero la buena noticia es que si sabes identificar las emociones que realmente esperas que te procure la meta, puedes experimentarlas incluso antes de conseguirla. Porque la felicidad y la «vida real» no se producirán *entonces*, ni «cuando, por fin...» La vida tiene lugar, siempre y totalmente, aquí y ahora.

Te aseguro que un día mirarás atrás y te preguntarás por qué dejaste para después lo que pudiste hacer antes.

ANALIZAR LA META

Piensa en tus metas más importantes y selecciona cinco. No te precipites, limítate a escribir cinco que hayas tenido, aunque se hayan modificado.

Cuando tengas la lista, dedica un rato a explicar por qué las ambicionas. ¿Qué quieres experimentar cuando las consigas? ¿Cómo esperas sentirte cuando llegues allí? ¿Qué harás y pensarás entonces? No es moco de pavo. Procura darte permiso para tener esas cosas y experimentar esas emociones ahora. Antes incluso de llegar a las «metas».

PERDER LA IDENTIDAD

Algunas lectoras me han dicho repetidas veces algo parecido a lo siguiente: «Creo que esto no me va. Hacer ejercicio y mantenerme delgada son para mí valores fundamentales. ¿Cómo voy a ser feliz si sacrifico mis valores fundamentales?»

¿Mantenerte delgada es uno de tus valores fundamentales? ¿Igual que tratar a los demás como quieres que te traten a ti o ser sincera? Conservar la delgadez no es un valor fundamental. Es una convención social muy arraigada y basada en el miedo, inventada para ganar dinero con tus inseguridades. El control del peso se basa en el miedo y la fijación. Lo que más nos gusta de todo esto es la euforia de encajar, de recibir elogios, de sentirnos seguras, y el alivio temporal que sentimos cuando alcanzamos el peso que deseábamos. «Uf, ahora me dejarán en paz y me aceptarán. Y yoooo me dejaré en paz.»

Al menos hasta que deje de ser suficiente o hasta que volvamos a engordar y nos sintamos horribles, y continúe el ciclo de la vergüenza.

La salud, el movimiento, comer lo que te sienta bien y ponerte la ropa que te gusta *tampoco son valores fundamentales*, aunque son formas estupendas de cuidarte. Sentirte sana, fuerte y corpórea es un *deseo* totalmente legítimo, pero vivir continuamente obsesionada por la comida y el peso no lo es.

Creer que «estar sana y delgada» es un valor fundamental se basa en la suposición de que controlas totalmente tu salud y tu peso y en la creencia de que esta suposición te permitirá estar más sana, cosas que no puedes explicar y que incluso se ha demostrado que son falsas[66]. De todos modos, las metas y los valores fundamentales que contribuyan a amarte y perdonarte seguramente redundarán en beneficio de tu salud.

Lo que sin embargo es completamente comprensible es que haya un período de adaptación entre la pérdida de tu antigua identidad y la necesidad de descubrir quién eres sin ella. ¿Quién eres sin la meta de la delgadez? ¿Quién eres si no puedes ponerte la etiqueta de «la sana»? ¿Qué haces realmente contigo misma durante las horas que antes pasabas preparando las comidas semanales bajas en grasas y en carbohidratos?

«Priorizar tus necesidades» o «cuidarte» podría ser un valor fundamental más útil mientras construyes una identidad nueva y más comprensiva. Y si estás obsesionada por el peso o comes de manera patológica, priorizar tus necesidades se parecerá mucho a «Al Diablo con las Dietas».

Tienes todo el derecho del mundo a ser tú quien juzgue tu valor diario según tu peso, pero no tardará en dejar de ser divertido.

LLOREMOS POR LAS VIEJAS FANTASÍAS

Tómate un tiempo para recordar aquella fantasía que tenías sobre la persona que querías ser. Sin juicios de valor y sobreentendiendo que en el fondo solo querías ser feliz, date permiso para rendir homenaje y sufrir por la fantasía corporal y vital que al final no te sirvió para nada.

66. D. Ingram y M. Mussolino, «Weight loss from maximum body weight and mortality: The Third National Heath and Nutrition Examination Survey linked mortality file», *International Journal of Obesity* 34 (9 de marzo de 2010): https://www.nature.com/articles/ijo201041

POR QUÉ NOS DEJAMOS LLEVAR POR EL PÁNICO

Si creías sinceramente que estabas cuidando tu cuerpo del mejor modo que sabías y que lo estabas escuchando para mejorar tu servicio, y que alimentarte era la mejor forma de progresar, y que eras guapa pero a tu aspecto le faltaba definición, y que tu fuerza estaba en tu corazón, tu creatividad y tu ingenio..., si alguien comentaba que el bocadillo que comías era muy grande, lo lógico era que respondieses: «¡Pues claro que es grande!»

O si los pantalones se te habían quedado pequeños, lo normal era que comentaras: «Bueno, los humanos tienen fluctuaciones, yo me estoy curando y respondo al hambre lo mejor que puedo. Así que compraré otros pantalones».

O si una amiga íntima o un familiar expresaban su preocupación al verte más gorda y «como un roble», era de esperar que replicaras: «Gracias por tu interés. Entiendo que pienses así, pero estoy MUCHO más contenta y sana que antes. Seguiré haciendo caso a mi cuerpo y ya te iré informando sobre la marcha. Me siento realmente bien».

Pero no; lejos de ello, nos dejamos llevar por el pánico. Y el motivo de que reacciones con alarma y tenses los hombros en vez de encogerlos es porque crees lo mismo que cree la sociedad en relación con la comida, el peso, la valía personal y la salud; es porque no tienes creencias más fundadas y que te fortalezcan. Cuando nuestras creencias fundamentales se sienten amenazadas, se activa *la misma parte* del cerebro que responde al peligro físico y esa parte, a su vez, activa la respuesta de huir-o-pelear.

Así que cuando crees en lo más secreto y profundo de tu ser que *eres* una irresponsable, más tonta que Abundio y más fea que Picio... ¡SÍ, CARAMBA! ¡Te entra el pánico! Si crees en lo más hondo de tu corazón que el hecho de que la ropa se te haya quedado pequeña es un indicio de tu tremendo fracaso moral y de que has decepcionado a todo el mundo (y con razón, porque la culpa es tuya y *solo* tuya)..., *TE ENTRARÁ EL PÁNICO.* Y te entrará cuando *cualquier* tontería dispare tus miedos y ponga en entredicho tus creencias. Pues CLARO.

Pero he aquí una forma interesante de cambiar el enfoque de todo esto: todos tus ataques de pánico son como regalos, porque señalan la presencia de creencias restrictivas que necesitas identificar, admitir y liberar. Si te entra un ataque de pánico, ahí hay una creencia restrictiva de la que tienes que concienciarte.

SUFRIMIENTOS EVITABLES

La vida es dolorosa. Yo no puedo ofrecerte una vida libre de sufrimiento. No es lo propio de este planeta. Pero es importante entender que hay cierto sufrimiento que *se agrava* por culpa de nuestras creencias.

El sufrimiento inevitable es sobre todo el de índole sentimental. Es el dolor que sientes cuando te rompen el corazón o cuando muere un familiar o una persona querida, o cuando te quedas sin algo que apreciabas (por ejemplo, la fantasía de que la delgadez cura todos los males). Sufrimos. Es una parte del olvido. Es una parte de la vida. Y es propio de ser humanos. Cuando perdemos cosas o personas que queremos, *necesitamos* sufrir.

Del mismo modo, cuando nos tratan mal o experimentamos un trauma emocional, nos duele y sufrimos. Si estamos dispuestas a sentirlo y procesarlo, el sufrimiento nos permitirá aprender sobre nosotras mismas y aceptar el cambio y la pérdida.

No se puede vivir sin perder cosas y sin sufrir, y si quieres evitarlo, la emoción se estancará y esperará lo que haga falta para manifestarse. Sobre el sufrimiento inevitable aconsejo lo de siempre: sentirlo y aceptarlo. Así se procesa todo. Regresar al cuerpo para sentirlo, utilizar la herramienta de respirar-y-sentir y con el tiempo pasará. Llegará en oleadas. Te enseñará a ser humana. No será necesariamente divertido, pero sí muy importante. Y, paradójicamente, sentir pena y sufrimiento acabará dándote espacio para procesar, y con el tiempo volverás a ser feliz.

La otra clase de sufrimiento se basa en las creencias y es mucho más evitable… cuando lo aprendes. Es la tensión y la angustia que sentirás por culpa de tus creencias y, en nuestro caso, creencias sobre el peso, sobre cómo *deberías* ser y *deberías* parecer: «No me aceptan. No debería tener este aspecto. Soy un desastre. Mi cuerpo da asco. Todos me critican. Todos tienen razón cuando me critican», etc.

Estas creencias son las que te producen casi todas las emociones y desdichas que sientes. Muchas podrían evitarse si en vez de lo anterior, pudieras decirte: «Sí, estoy tremenda, y lo hago lo mejor que puedo, pero tú, que me lo echas en cara, eres un montón de basura y una ignorante».

Si crees que tu estómago es inaceptable, te sentirás desdichada por su culpa. Y eso es un sufrimiento basado en una creencia. Pero si cambiaras tus creencias restrictivas sobre tu estómago, te librarías de esa causa concreta de miedo e inseguridad y sufrirías menos por tu cuerpo.

Pero, pongamos por ejemplo, que alguien te hace un comentario grosero sobre tu tripa: eso podría producirte un sufrimiento a la vez inevitable y evitable. Podrías enfadarte o dolerte porque otra persona quiere pasarte sus creencias basura por la cara o sentir un sufrimiento real porque vives en un mundo en el que la gente *hace comentarios groseros sobre el dichoso peso de los demás*. Eso es un sufrimiento de índole sentimental. Es inevitable. Pero lo penoso de la situación dependerá de si crees a los demás o no. Si el comentario grosero es ajeno a tus ideas sobre tu estómago y tu valía, no tendrá poder sobre ti con la misma intensidad. Podrás ver más allá de la estupidez, y *esa* es nuestra meta.

Cuantas más creencias sin analizar tengas, más material habrá para el efecto bola de nieve. Por ejemplo, si alguien te hace un comentario grosero, podrías caer en «Eso debe de ser lo que piensan todos. Y es gordo. Demuestra que soy un asco. No puedo confiar en nadie. Debería escuchar lo que dicen. Nadie me respeta.» Etc. Estas creencias al acecho harán que el sufrimiento sea mayor de lo necesario.

Pero si no tienes esas creencias, la cosa no te molestará tanto. El sufrimiento se detendrá con: «Pero ¿qué le pasa a esa inútil?» y no caerá en el abismo de la desdicha y el pánico que tensan el hilo y aprietan el nudo. Adquirir conciencia de las creencias que aumentarán las emociones te ayudará a permanecer en los límites del sufrimiento útil e inevitable y a reducir el evitable y basado en las creencias.

DEJA EL «DEBERÍA ESTO O LO OTRO»

Seguramente habrás notado ya cuánta infelicidad nos creamos y perpetuamos pensando que nuestra vida podría ser de otro modo.

Si tan solo fuera mejor, más delgada, más vieja, más joven, más rica, estuviera enamorada, fuera más guapa, graciosa, extrovertida y lista y tuviera un empleo mejor, entonces sería feliz. Todo iría de perlas entonces.

De tanto decir yo *debería* esto y lo otro, esta actitud recibe el nombre de «deberismo» o, simplemente, «debería». Nuestro cerebro verbaliza nuestras actitudes como creencias restrictivas —«La grasa es mala»— o como deberías: «*Debería* estar más delgada».

Y *todos* estos «debería», que en el fondo son reproches, son una versión de «Esto no debería ocurrir» o «Debería ocurrir algo más».

He aquí algunos ejemplos:

«Debería haber progresado más.»
«No debería pelearme con la comida.»
«No debería usar esta talla.»
«No debería comer de esta forma.»
«No debería estar cansada.»

«No debería tener antojos de dulces.»
«No debería estar soltera.»
«No debería ser infeliz.»
«No debería ponerme trabas en la profesión.»
«Debería desear alimentos más sanos.»
«Ya debería haber adelgazado.»
«Debería comer menos.»

Te lo digo sinceramente: los *debería* te están arruinando la vida. *Todos* los «debería» son *malos*.

Creemos que el *debería* es una forma responsable de vivir y que no «mejoraremos» si no nos avergonzamos por no hacer las cosas mejor. Pero lo que realmente hace el *debería* es arrojarte al abismo de la vergüenza y la culpa del que es imposible salir. Es parecido al ciclo atracarse de comida / arrepentimiento, pero este ciclo de perdición es mental y emocional.

El *debería* hará acto de presencia conforme avanzas en «Al Diablo con las Dietas». Las personas tienen formas muy particulares de concebir este programa. Albergan la esperanza de que quizá pueden comer mucho durante varios días, tras los cuales su relación con la comida se volverá normal. Que luego, hacia la segunda semana, desearán espárragos y dorada a la plancha, y tal vez un melocotón de postre. Hacia la tercera semana estarán milagrosamente delgadas, y cuando la gente les pregunte cómo lo consiguieron, dirán: «Es asombroso. Dejé de hacer dieta hace tres semanas, comí todo lo que quise, pero ¿verdad que es sorprendente? Solo me apetece pescado y verduras».

Pero aquí estoy yo para recordaros que las cosas seguramente no sucederán así. La dorada y los melocotones están riquísimos, pero si os recuerdo continuamente que os costará MUCHO tiempo recuperaros de un año o diez años de carestía es por una buena razón. Si os digo que no *penséis* que las cosas van a ser así es por una buena razón. Y si me quedo ronca explicando lo importante que es aceptar el propio peso y los kilos de más es por una buena razón.

El *debería* es la razón de que te estreses innecesariamente. «Pero ¿no iba a curarme esto? A estas alturas debería estar deseando pescado con verduras. Debería haber progresado. Todo esto debería ser de otro modo.»

Te sentirás desdichada si crees que las cosas iban a ser de otro modo. Por lo tanto, deja de decir *debería*. Te causa más angustia de lo que crees. Cuando te sientas infeliz, busca las creencias restrictivas y los *debería* que te producen angustia. Puedes tratar los *debería* del mismo modo que te he enseñado a tratar las creencias restrictivas.

TODOS TUS *DEBERÍA*

Ahora haz una lista con todos tus *debería*, no solo sobre la comida y el cuerpo, sino sobre todas las cosas que deberías realizar.

Por ejemplo, debería tener tiempo para... Ya debería haber hecho... Ya debería haber resuelto... Debería hacer... de manera diferente. Etcétera.

Que esta lista sea realmente larga. Escribe hasta que ya no se te ocurra nada. A lo mejor repites cosas relacionadas con las creencias restrictivas que ya has descubierto, pero no pasa nada.

Estos *debería* son las cosas que te obligan. Ser consciente de ellas es muy útil.

PUEDES LIBERAR LAS CREENCIAS RESTRICTIVAS

Tal como vimos en la sección emocional, las emociones y la energía no procesadas se estancan en el cuerpo. Cuando te sirves de la herramienta de respirar-y-sentir para entrar en el cuerpo y experimentar sensaciones y emociones, es posible que te vengan a la mente imágenes y recuerdos. Eso es porque determinadas creencias están ligadas a diferentes emociones y a energía estancada. Lo cual significa que puedes acceder a una emoción liberando la creencia restrictiva y utilizándola para llegar a la emoción y a la energía implicadas en la creencia problemática y procesarlas. Esto es lo que la siguiente herramienta te enseñará a hacer.

Por ejemplo, una creencia muy común es «debería avergonzarme cuando engordo». Esa creencia estará ligada a un fondo de energía, emociones, sufrimientos, recuerdos y vergüenza que no queremos vernos obligadas a sentir.

La energía y las emociones han levantado un muro, por así decirlo, y no hay forma de tratar con ellas. Hemos levantado muros de energía dentro del cuerpo para no tener que sentir las emociones que suscita la creencia ni encararnos con ellas. Cualquier cosa puede provocarnos y chocar contra esos muros, pero estamos acostumbradas a sentir el malestar inicial y luego reforzar el muro, lo cual estanca aún más la cosa.

La Herramienta #5 es como el volcado cerebral más respirar-y-sentir. Utilizarás una creencia que te angustia como gatillo o pulsador para activar y acceder a la energía asociada a ella en el cuerpo. Plantarás cara a la energía escribiendo sobre ella, y mientras tanto aceptarás lo que vayas experimentando sumergiéndote en ello y avivándolo. El objetivo, como siempre, es sentir aquello de lo que sueles salir corriendo, sirviéndote de la respiración para activarlo *más*.

A continuación te detallo algunas de las principales creencias restrictivas que suelen darse en una relación patológica con la comida y que vale la pena afrontar mientras sigues el programa «Al Diablo con las Dietas»:

Soy adicta a la comida.
Llenarse no es sano.
Solo necesito más fuerza de voluntad.

Todo es culpa mía.
No merezco descansar.
Tengo que ser responsable.
Sentir es arriesgado.
Si empiezo a sentir, el sufrimiento no acabará nunca.
Si no adelgazo, es que soy un desastre.
Si no estoy delgada/guapa…
Si estoy gorda no vale la pena cuidarme.
No acepto mi peso actual.
Estoy gorda, luego estoy fea.
Solo las delgadas pueden…
Necesito que me aprueben los demás.
Engordar no es sano.
Engordar es monstruoso.
Si tuviera más voluntad, adelgazaría con facilidad.
Adelgazar revela responsabilidad.
Si engordo, nadie me tomará en serio.
Casi toda la comida es mala para mí.
Engordar es una señal de fracaso.
Mi peso es responsabilidad mía.
No me fío de mi cuerpo.
Debería consumir menos carbohidratos.
No puedo comer mucho.
Estar delgada me hará feliz.

» HERRAMIENTA #5: LIBERAR LA CREENCIA

- Elige una creencia restrictiva para trabajar con ella. Puede estar en tu lista o en cualquier página de este libro.
- Busca un lugar tranquilo donde no te interrumpan y hazte con un cuaderno o con unas páginas que luego quemarás, trocearás, reciclarás o cualquier otra cosa que desee tu desconsolado corazoncito.

- Al principio de la primera página escribe: «Voy a liberar la creencia...»
- Escribe lo primero que se te ocurra en relación con esa creencia. Recuerdos. Emociones. Asociaciones de ideas. El origen de la creencia. Por qué te cuesta, o te asusta, o te resulta imposible deshacerte de ella.
- Mientras escribes, fíjate en qué parte del cuerpo sientes el malestar: en las piernas, en el bajo vientre, en la zona de la cintura y el ombligo, en el corazón, en la garganta; es igual: se trata de saber en qué parte sientes tensión o cualquier otra sensación. Respira para sumergirte en ella. En realidad es lo único que haremos: seguir activando la tensión estancada, respirar, sentir para procesarla. Puede que sientas mucho o solo un poco. Puede que sientas una emoción definida o solo una sensación, una tensión más general. No importa: date permiso para estar con esa sensación. Siente eso de lo que normalmente huyes.
- Si no puedes escribir más cosas porque no se te ocurren, pero sigues sintiendo que hay más cosas que sentir, concéntrate y escribe sobre el origen de la creencia, y sobre por qué te cuesta abrirle la puerta, sin dejar de sumergirte en lo que te sube por el cuerpo.
- Decide tú cuándo tienes suficiente. Aunque inviertas solo dos minutos, estarán bien empleados. También podrías esperar a sentir algún cambio. Si a la tensión le cuesta más manifestarse será seguramente porque has hecho un buen trabajo. Pero las pequeñas sesiones van muy bien y son una buena forma de empezar.

Ahora no hablamos de lo que escribes. Hablamos de lo que el hecho de escribir te permite sentir. Es posible que hagas avances importantes y encuentres cosas que habías olvidado, pero para liberarlas hay que sentirlas. Tu única misión es respirar y sentir lo que hay ahí. ¿Te he dicho esto ya suficientes veces?

Lo que escribes o recuerdas no tiene por qué ser grandioso. Puedes escribir naderías todo el tiempo, respirar y sentir, y pese a todo liberar mucho material que te estorbaba.

Y recuerda: trátate con amabilidad. Procesar energía puede ser agotador. Descansa, come, date un baño de pies con sales de magnesio o haz cualquier otra cosa que te dé fuerzas o te restablezca mientras trabajas estos sentimientos y estas creencias.

LA PANACEA UNIVERSAL NO EXISTE

La Herramienta #5 es una forma de «trabajo energético» y hay muchos métodos parecidos. Unos se centran en los canales que los chinos llaman meridianos, otros en las chakras, otros en los músculos, otros en distintos puntos de presión; unos trabajan directamente el cuerpo, otros no. Algunos buscan la curación de traumas ancestrales transmitidos de generación en generación. Unos son más espirituales, otros se concentran más en el cuerpo. Si sientes interés, prueba todos los que te apetezcan o ve a lo sencillo, como yo.

He estudiado métodos energéticos con psicólogos que decían que guardaban «en secreto» el trabajo energético, pero confesaban que «hago MUCHÍSIMOS más progresos con los pacientes, y mucho más aprisa, cuando practico el trabajo energético con aquellos cuya mentalidad lo permite».

El trabajo energético es una herramienta que se aplica con la restante información sobre comer, hacer dieta, el peso y la salud que conocemos hasta hoy. Pero úsala si te viene bien. La gran consigna es: siente.

Pero creo de interés recordarte, porque soy enemiga de las dietas y de los dogmas espirituales, que **no existe la panacea universal**. Ningún método lo es. El trabajo energético consiste en excavar más hondo. Volver al cuerpo y sentir emociones que pueden ayudar a procesar y depurar elementos del pasado que se creían inamovibles. El trabajo energético puede orientarte en medio de esas emociones. Ayuda porque por fin nos hemos decidido a sentir cosas que evitábamos.

NUNCA HA SIDO CULPA TUYA

Durante mucho tiempo cargué con la creencia de que todo era culpa mía. «La culpa la tengo yo. Estoy gorda por mi culpa. Yo tengo la culpa de mi salud. Estoy cansada y seguramente también es por mi culpa. Estoy fatal en las audiciones y todo por mi culpa. Soy fea y la culpa la tengo yo. Y cuando muera sola, también será por mi culpa, por mi grandísima culpa.»

En cierto momento me di cuenta de que, a pesar de que me angustiaba por todo, en realidad me angustiaba menos la cosa en sí que el convencimiento de que yo tenía la culpa. Siempre me aturdía el hecho de que tuviera que *hacer algo* al respecto, y de que no pudiera culpar a nadie más que a mí misma.

Mi alumna Charlotte estuvo cinco años con un dolor terrible en el pie. Cada paso que daba era un infierno y estaba convencida de que la culpa la tenía ella por estar tan gorda. Acusaba de su dolor a su peso. Creía que, si estuviera más delgada y más fuerte, el dolor del pie se le pasaría. Ni siquiera consultó a un médico, tan convencida estaba de que le diría que adelgazase.

Hizo dieta durante años, levantó pesas y se esforzó por adelgazar, pero el pie no se le curó. Finalmente, después de estar *diez años* pensando que el dolor del pie era responsabilidad suya, fue a ver a un médico, que le dijo: «No puedo creer que haya sido capaz de andar en estas condiciones. Tiene un nervio dañado, es un problema que se llama neuroma de Morton y podemos solucionarlo con una intervención quirúrgica muy sencilla. Podemos hacerla mañana en el consultorio, tardaremos unos veinte minutos. Tendrá que llevar un calzado especial».

El neuroma de Morton no tiene nada que ver con el peso y es una afección que puede tener cualquier persona, sea cual sea su tamaño. En realidad, la intensa actividad que había llevado tratando de «curarla» no había hecho más que empeorarla. Charlotte había estado tanto tiempo suponiendo que ella tenía la culpa de aquel sufrimiento, que no se esforzaba lo suficiente para ponerle fin y que «debería» saber controlar el dolor que nunca puso en duda. Ahora anda sin experimentar dolor, sin necesidad de dietas ni de adelgazar.

De algunas cosas sí somos responsables. Si somos groseras, es evidente que tenemos la culpa de tratar mal a la gente. Aprovecharnos de los demás también nos convierte en culpables. Y hacer cosas que perjudiquen al prójimo. Pero ¿el peso, la salud y el aspecto? ¿Tener mala suerte? ¿Sufrir reveses económicos? ¿La salud? No controlamos totalmente estas cosas y es absurdo querer mejorar detestándonos.

Nos han enseñado que si nos esforzamos lo suficiente, compramos los alimentos adecuados y dedicamos la vida a la salud y la productividad, también podemos ser más guapas y más aceptables, detener la muerte y ser felices por fin. Y eso es lo que tratamos de hacer como miembros responsables de esta sociedad.

Hasta cierto punto controlamos nuestra salud. El sol, el agua, la comida nutritiva, el sueño, la buena circulación, la relajación, la conciencia corporal y el movimiento alegre son cosas que nos benefician en ese sentido.

Unas personas pueden mejorar su salud en una centésima parte tomando yogur; otras han nacido con altas dosis de mercurio en sangre y les cuesta más salir adelante. Si el tema de la salud te angustia y vienes echándole la culpa a lo que comes o a lo que pesas, o ahora incluso a tu dieta, debes saber que no eres responsable. Siempre lo hiciste lo mejor que pudiste con la información que tenías y algunas cosas son muy difíciles de resolver. Otras te pasarás la vida entera resolviéndolas. Otras no se pueden resolver. La mejor lección que encierran estas situaciones es, en algunos casos, rendirse.

Yo creo sinceramente que casi todas las personas lo hacen lo mejor que pueden, incluso cuando lo mejor ni siquiera parece bueno. Incluso cuando bebemos mucho, fumamos y nos drogamos, aturdiéndonos y eludiendo continuamente la realidad... Las personas se hacen daño y, *a pesar de todo,* lo hacen lo mejor que pueden con los mecanismos de defensa de que disponen. Y cuando están dispuestos o en condiciones de salir del problema, salen.

Desengánchate, pues. A no ser que seas racista o violador. Porque en ese caso, no hablo de ti. Busca ayuda. Eres un tarado.

EL TRAUMA DE LA CULTURA DIETÉTICA

«Avergonzarse de estar gorda es traumático.»

JES BAKER

Avergonzarse del propio cuerpo y reprocharse su volumen es traumático. Tal como dijimos en la sección emocional, podemos salir realmente traumatizadas a un nivel muy físico de situaciones aparentemente inocuas. Es una respuesta de supervivencia. Piensa en lo siguiente: hasta hace relativamente poco, para sobrevivir confiábamos en la tribu o comunidad. El ostracismo solía ser una amenaza muy real para la supervivencia. Tenemos un deseo profundo de ser aceptados, no solo emocionalmente, sino también a un nivel muy primario.

Nos tratamos con crueldad y, después del trauma inicial, se espera que hagamos dieta y adelgacemos, lo cual obliga al cuerpo a ponerse en otro estado de supervivencia. Esto es aún más traumático. Y luego emprender dietas que no funcionan y nos estallan en la cara una y otra vez, durante años, por mucho que nos esforcemos. Es abrumador. Es el colmo. Y algo más importante, es *traumático.* Hay una acumulación de emociones y energía asociadas a esas experiencias, motivo por el que engordar causa tanto pánico: vivimos en una sociedad que nos dice que engordar es lo que menos debemos hacer, lo peor que puede ocurrirnos, una sociedad cuyos medios de comunicación se burlan abiertamente de las personas por ganar peso o estar gordas. No es de extrañar que todas estemos tan angustiadas y nos tratemos con tanta dureza e histeria.

Una vez subí a YouTube un vídeo sobre «Al Diablo con las Dietas» y en la página de comentarios un hombre dijo que el optimismo corporal decididamente formaba parte del «absurdo plan liberal de permitir que todo el mundo se sintiera bien consigo mismo», lo cual, al parecer, era una cosa malísima. Pero la verdad es que hay mucha gente que piensa así. ¿Es que hemos de ir por la vida sintiéndonos horribles, arrepintiéndonos de estar vivos y arrastrando toda la vergüenza del mundo? Eso no tiene sentido[67].

Avergonzarse del propio peso, ver que otras personas se avergüenzan o que les dicen que deberían avergonzarse de él porque solo ellas tienen la culpa induce a crear mecanismos de defensa para tratar de evitar que el sufrimiento se repita en el futuro.

> Mi alumna Jenna se puso en contacto conmigo para contarme: «Estaba realmente deprimida a causa de tanta cultura dietética y tanta fobia a los gordos. Mi terapeuta dijo que era trastorno de estrés postraumático. ¿QUÉ DE QUÉ? En aquel momento pensé que era un diagnóstico exagerado, pero creo que tenía MUCHO sentido. Estaba traumatizada. Literalmente, no podía hablar de comida, de peso ni de dietas, ni oír a la gente hablar de esas cosas, sin romper a llorar, una verdadera tortura porque todas las mujeres hablan de dietas. EN TODAS PARTES, oye.
>
> Pero desde que descubrí «Al Diablo con las Dietas» y el trabajo energético ha cambiado algo de manera muy significa-

67. D. Lancer, «Shame: The core of addiction and codependency», *Psych Central,* 17 de julio de 2016: https://psychcentral.com/lib/shame-the-core-of-addiction-and-codependency/

tiva. Solo he trabajado con cuatro creencias restrictivas, pero la diferencia que he sentido es grande. Sobre todo porque ahora puedo hablar de estar contra las dietas sin llorar como una tonta, y como sin sentirme culpable, y ya no me doy atracones, ¡como lo oyes! Cada día acepto más mi cuerpo, toda una novedad para esta chiflada de cincuenta y tres años que ha detestado sus carnes desde que tenía diez. Ha sido una auténtica transformación.»

Cuando se combina la confianza en el propio cuerpo y el apetito con el regreso al cuerpo para sentir y procesar lo que hemos estado eludiendo, se produce cierta magia. Incluso el simple hecho de entender *por qué* no podemos dejar de llorar o *por qué* el corazón nos late más aprisa cuando pensamos en el peso o las dietas puede ayudarnos a emprender esta ardua travesía tratándonos con más amabilidad.

Es posible que muchas necesitéis consejos, terapia y orientaciones más individualizados para trabajar el trauma. Pero estas herramientas e ideas son un buen punto de partida. Sentir nunca ha sido una mala costumbre, con independencia del punto en que te encuentres de tu travesía. Este trabajo energético que comparto contigo es un punto de partida.

LA SUERTE DE LAS DELGADAS

¿Cuántas situaciones de estas tienen que ver contigo?

- La gente supone que no estás sana a causa de tus kilos de más.
- La gente comenta o critica lo que comes alegando que *quiere ayudarte*.
- Cuando vas al médico, en vez de tratar tu problema, te dice que antes «hay que perder peso».

- A causa de tus kilos de más, la prima que pagas al seguro es más elevada y las compañías aéreas te cobran un suplemento.
- Tienes menos probabilidades de ascender en el trabajo o de que te aumenten el sueldo que las personas más delgadas[68].
- Eres la destinataria, directa o indirecta, de los comentarios graciosos que se hacen sobre la gente gorda que se pone las botas comiendo.
- Los medios de información dicen que los kilos de más que tienes se deben a que hay una «epidemia».
- No encuentras prendas de tu talla en las principales tiendas.

Si estás gorda, sabes perfectamente que no te afectará la suerte de las delgadas. No tienes la prerrogativa de ir por la vida sin que los demás se fijen en tus kilos de más. Sientes las críticas constantes, las miradas, los ojos en blanco, la grosería, la frialdad, la acusación. Es posible que tengas miedo de ir al médico, de volar en avión, incluso de salir al mundo para pasearte delante de muchísimas personas que creen *saber algo de ti* —cómo vives, cómo comes— o que opinan sobre ti con el pretexto de preocuparse por tu salud.

El privilegio de las delgadas es también un espectro, un margen. Las personas que nunca se han sentido particularmente delgadas deberían saber que gozan de algunas prerrogativas del personal delgado. Aunque no estés propiamente *delgada*, pero entras en el ámbito del peso medio, gozas de las prerrogativas de las delgadas. Por ejemplo, incluso cuando pesaba lo máximo que llegué a pesar, yo gozaba de esas prerrogativas: encontraba prendas de mi talla en cualquier tienda. Los médicos no echaban a mi peso la culpa de mis problemas de salud. Y, en términos generales, podía hacer mi vida sin las críticas y las suposiciones que aparecen cuando se tiene un cuerpo más voluminoso. Sin ir más lejos, en este momento estoy escribiendo un libro

---

68. C. Baum, «The wage effects of obesity: A longitudinal study», *Health Economics* 13 (septiembre de 2004): http://onlinelibrary.wiley.com/doi/10.1002/hec.881/abstract

sobre comer y engordar, saco provecho del movimiento del «orgullo obeso» mientras sigo experimentando y gozando de las prerrogativas de la gente delgada. Por eso es importante oír también a las personas que no tienen las prerrogativas de los delgados (más sobre esto en el capítulo siguiente).

Cuando estás delgada, comer poco y hacer mucho ejercicio se considera patológico y peligroso. En cambio, cuando los gordos hacen lo mismo, se considera «responsable y necesario».

Muchas personas gordas en realidad sufren anorexia —se someten a la máxima restricción y las estimulan a que lo hagan—, aunque no *parecen* anoréxicas porque su peso tiene un margen y el límite superior de ese margen es elevado. Es propio de la vieja escuela creer que para diagnosticar la anorexia hace falta tener un peso determinado; pero lo que define el trastorno alimenticio es el *comportamiento*, no el volumen. Tanto delgados como gordos pueden tener la misma modalidad de hambre hormonal; la única diferencia es el ámbito en que está su peso corporal.

Una alumna me dijo que había llegado a un punto en que solo comía verduras y yogur desnatado para desayunar, almorzar y cenar, y que había perdido muchos kilos, pero que según el Índice de Masa Corporal seguía estando en la categoría del «sobrepeso». No *parecía* tener ningún trastorno alimenticio. Por lo demás, presentaba todos los demás síntomas del estado de hambre: baja temperatura, piel seca, problemas para conciliar el sueño. Pero sus médicos elogiaban su pérdida de peso, no le preguntaban cómo lo conseguía, sino que le decían que siguiera así, e incluso que sus mareos y su amenorrea se debían a que aún no estaba suficientemente *delgada*, no a que no se alimentara lo suficiente.

Vivimos en una sociedad que elogia a los gordos que se obsesionan por adelgazar, incluso cuando acaban con trastornos alimenticios en el empeño. Las medidas extremas a que se espera que se sometan los gordos —*en teoría para mejorar su salud*—, medidas que son peligrosas, antinaturales y que tienen muchas consecuencias patológicas conocidas, son fruto de una hipocresía sin límites.

Por ejemplo, la cirugía adelgazadora produce una respuesta famélica que a menudo es responsable de un adelgazamiento rápido y espectacular, acompañado de malnutrición, y al mismo tiempo de un metabolismo dañado que suele redundar en una inevitable recuperación del peso y una salud peor, a pesar de la intervención quirúrgica. ¡Pero oye, tú! La sociedad sabe el valor que tiene perder peso. *Todo sea* por adelgazar.

Las personas se resisten a veces a aceptar las prerrogativas, porque temen que aceptarlas invalidará el mérito de los sacrificios. Pero las cosas no funcionan así. Podemos tener prerrogativas y problemas al mismo tiempo. La vida puede seguir siendo difícil aunque hayamos nacido con ciertas ventajas, como tener un cuerpo delgado por naturaleza o haber nacido blancos, heterosexuales, ricos y demás. A todas estas ventajas se les da el nombre de *suerte*, la suerte de estar donde debes estar, de encajar sin problemas, y cuentan con beneficios que otras personas no tienen y que a menudo se dan por sentados. Ser conscientes de las cosas que damos por sentadas nos ayudará a crear una sociedad más humana, solidaria y consciente.

La salud tiene mucho menos que ver con nuestras costumbres que con nuestra posición social y nuestra situación económica[69]. ¿Estás muy agobiada? ¿Te sientes estancada e invisible? ¿Puedes llegar a fin de mes y salir adelante? ¿Te cuesta mucho tener tiempo para ti? ¿Para respirar un poco con tranquilidad? ¿Te margina mucho la sociedad? ¿Te sientes muy impotente? ¿Te sientes odiada por otros grupos? ¿Te sientes muy insegura? ¿Te han enseñado a odiarte y a echarte las culpas?

En la década de 1990 se hizo un experimento consistente en repartir vales de alojamiento entre pacientes con diabetes y sus síntomas mejoraron cuando tuvieron una vivienda mejor[70]. No gracias a la

69. Bacon y Aphramor, *Body respect.*

70. J. Ludwig y otros, «Neighborhoods, obesity, and diabetes—A randomized social experiment», *New England Journal of Medicine* 365 (20 de octubre de 2011): http://www.nejm.org/doi/full/10.1056/NEJMsa1103216

Seguridad Social. No gracias a los medicamentos. No gracias al ejercicio. Sino gracias a tener una vida mejor, con menos tensiones. Otro estudio llegó a la conclusión de que los niños hospitalizados con dietas parecidas crecían a ritmo diferente, según si los atendía personal afectuoso o personal severo[71]. La forma en que nos tratan *importa*.

Así pues, cuando se trata a los gordos como si fueran basura y tienen problemas de salud derivados de la angustia, se les dice que ellos tienen la culpa de esos problemas porque están gordos. Se les echa en cara y abiertamente se les dice que se pongan a régimen, pero el daño principal lo han producido ya los reproches y la angustia del principio. Así se crea un ciclo aterrador de dietas, angustia y problemas de salud. No hay nada halagüeño en este paradigma. Y, amigas mías, esto no lo curan los zumos verdes.

GORDOFOBIA

Si la autonomía y el poder personales influyen tanto en la salud, ¿por qué no se dice? Pues porque entonces no podríamos responsabilizar a las personas de su salud y sus problemas de peso. Nos veríamos obligados a realizar reformas sociales y a admitir por fin que la calidad de vida, la amabilidad y la inclusión tienen una importancia capital en las cuestiones de la salud. Porque ¿cómo va a salir la gente de su situación socioeconómica actual si esa situación es la que los mantiene enfermos?

Yo no he pensado así siempre. Sencillamente, no lo sabía. Yo pensaba que estar delgada era la *única forma* de ser feliz y que conseguirlo dependía totalmente de mí. Pensaba que estar delgada era la única forma de estar guapa, de ser aceptable y de tener éxito. Mi

71. D. Skuse, S. Reilly y D. Wolke, «Psychosocial adversity and growth during infancy», *European Journal of Clinical Nutrition* 48 (1994), suppl. 1, S113–S130.

religión habría podido ser perfectamente rendir culto a la delgadez. Interiorizaba y asimilaba la gordofobia de nuestra cultura. Y no solo me la aplicaba a mí misma, sino que desahogaba mi resentimiento con otras personas. «Bueno, por lo menos estoy más presentable que esa.» Tendemos a pensar así cuando estamos asustadas y nos sentimos inseguras, y eso es malísimo, y pido disculpas retroactivamente.

En parte, la revelación que me condujo a «Al Diablo con las Dietas» se debió al peso: «Necesito aceptar mi peso, sea cual sea, o nunca seré feliz». Lo sentía en las entrañas. No sabía cómo, pero sabía que tenía que suceder. Aun así, me resistí y estuve aterrorizada por el peso durante un tiempo, al margen de lo que conscientemente *quería* sentir.

No comprendía hasta qué punto está arraigada la gordofobia en nuestra cultura. Es tan omnipresente que a menudo no nos damos cuenta de que somos parte de ella, pero la verdad es que este miedo general al peso y la gordura afecta a todo el mundo. Lo tenemos *todos*. Estemos gordos o no, tenemos miedo de estarlo.

Uno de los pasos más terapéuticos que di fue prestar atención por Internet a los activistas del movimiento por la aceptación de la gordura, leí sus libros, oí sus historias. Me interesé por los casos de personas que estaban orgullosas de sus kilos de más, que contaban sus experiencias y publicaban fotos suyas. Entre estos activistas había deportistas, modelos, escritores, y casi todos habían pasado decenios detestando su cuerpo y tratando de adelgazar, pero en vano.

Ver personas de diferentes complexiones que querían ser felices, guapas y seguras, aunque desde siempre les habían dicho que era imposible por culpa de su peso, fue para mí la mejor forma de desaprender lo que había creído sobre el peso, la valía personal y la felicidad. Eran ejemplos vivos de que estar gordo no tiene por qué significar lo que te han enseñado a creer que significa. No tienes por qué sentir como te han enseñado a sentir. Es un aviso de que en el fondo importa muy poco lo que los demás piensen de ti. Lo que importa es lo que piensas *tú*.

Esto no es minimizar el peso que tiene la gordofobia en nuestra cultura. Es difícil vivir en un mundo tan gordofóbico, *incluso cuando* hemos decidido amar nuestra gordura como a nosotros mismos. Vivir en un mundo que tiene un miedo tan declarado a la gordura acabará por levantar una ola incontenible de sufrimiento. Y será mucho más difícil para las personas gordas que para las personas delgadas, porque las personas delgadas llegarán a beneficiarse del activismo obeso y nunca tendrán que hacer frente a las críticas activas.

Te recomiendo que sigas el ejemplo de los muchos y brillantes activistas obesos que escriben desde su punto de vista sobre cómo resistir, sobrevivir y seguir adelante en un mundo que es habitualmente cruel y represivo para ellos a causa de su tamaño. Encontrarás una lista de algunos de mis favoritos en thefuckitdiet.com/resources. Y ten cuidado con los medios informativos que dicen defender el movimiento «Body Positive» pero son antigordos. Muchos entrenadores y gurúes de la forma física han adoptado la expresión *body positive* (optimismo corporal), pero siguen entonando encendidos cánticos a la importancia de perder peso. Asegúrate de que tu optimismo corporal es también optimismo gordo.

HACES UNA MONTAÑA DE UN GRANO DE ARENA

Y es que exageras en todo. Muchas personas con personalidad de tipo A, con problemas de control o tendencias perfeccionistas, creen que todo corre peligro de venirse abajo, todo el tiempo, y que se despeñará si no se controla con mano firme. Pero a menos que tengas la vida de otra persona en tus manos, *literalmente* hablando (por ejemplo, si eres cirujana), el peligro no es tan grande como crees. Que quepas en los pantalones no es una cuestión de vida o muerte.

A los actores y a los periodistas se les enseña a *cargar* las tintas para mantener el interés del público. Cuanto más graves las consecuencias, más entretenida será la escena porque, de repente, todo adquiere más importancia. Tú no necesitas hacer eso en la vida real. Deja el dramatismo para la pantalla del televisor. Y si te mueres por dar expresión a tu vena dramática, matricúlate en un curso de teatro o de canto. No hay motivo para añadir tensión a tu vida real.

Creemos, sin saber por qué, que hacer montañas de un grano de arena es señal de *responsabilidad*. Nos parece que de ese modo lo damos todo y que nos preocupamos más profundamente. Es una forma de demostrarnos que algo nos importa. Pero lo que en realidad hacemos es aumentar la producción de hormonas del estrés, lo estropeamos todo y agotamos energías durante mucho tiempo. Hacer montañas de un grano de arena nos produce una angustia de fondo que no cesa, así como fuertes subidas de tensión.

Reflexiona, nos han *educado* para creer que nuestra salud, nuestra felicidad y nuestra vida amorosa están *conectadas directamente con cada bocado que comemos*. De un modo u otro se ha convertido en una cuestión de vida o muerte. La gente cree, literalmente, que comer nachos acorta la vida. No fastidies. Tú *sabes* que eso es una patraña publicitaria. Que es una campaña para meter miedo a la gente. Que ese fue el objetivo de las empresas de márketing contratadas por las industrias farmacéuticas y dietéticas, y ahora crees que necesitas sus estúpidos programas y sus ridículos caramelos para quitar el hambre. Exageraron y se forraron de dinero…, todo a tus expensas.

Parecer delgada con el feo vestido de dama de honor de tu prima no es una *cuestión de vida o muerte*. Sinceramente, ¿a quién le importa lo que parezcas? ¿A quién le importarán las fotos? ¿A quién le importa lo que piensen los demás? AL DIABLO, al diablo con el melodrama, al diablo con los comentarios, al diablo con la industria dietética. Y ahora que lo pienso, al diablo también con las expectativas de la absurda industria de las bodas.

Bueno, nos hemos enterado, ¿no? Lo único que queremos es ser responsables y felices. Pero no necesitamos sacar las cosas de quicio. No por la dieta, no para impresionar a las amigas de las temporadas buenas, y no por la talla de los pantalones.

¿Sabes lo que sí *es* una cuestión de vida o muerte? Los trastornos alimenticios. No comer (porque te mueres). No comer lo suficiente, porque te hará trizas la salud y las hormonas, y causará estragos en tu salud mental. Lo que está en juego *es* tu salud mental y tu calidad de vida, así que, sinceramente, al diablo con lo demás.

¿CÓMO CONFIAR CUANDO NO CONFÍAS?

Sería más sencillo minimizar el drama si estuvieras dispuesta a tener alguna confianza en el panorama general. Pero eso puede ser difícil, sobre todo si estás acostumbrada a no confiar en nada. Es realmente difícil para las personas que creen que están solas frente al mundo. Si estás convencida de que tus experiencias pasadas te han demostrado que no puedes confiar, será difícil convencerte de lo contrario. ¿Cómo convencerte de que confíes si…, bueno, si *no confías*? ¿Estamos aquí ante una creencia restrictiva?

La mejor forma de empezar a confiar es empezar a confiar en tu cuerpo. Tu cuerpo está ahí para curarte. Las señales, los antojos y los apetitos de tu cuerpo están ahí para mantenerte con vida y cuidar de ti. Tu agotamiento, tu hambre, tu respuesta al estrés y tu respuesta inmunológica están ahí para mantenerse en buen estado. Así que, si aún no tienes confianza en el panorama general, empieza por confiar un poco en tu cuerpo.

Después de haber estado años peleando con el cuerpo y en desacuerdo con él, para muchas personas es muy difícil confiar en el cuerpo. Estamos convencidísimas de que el cuerpo nos ha fallado. Estamos convencidas de que, abandonadas a nuestros recursos, el cuerpo nos traicionará una y otra vez. Cremos que si no dedicamos la mayor parte de nuestra energía a controlar los apetitos con fibra baja en calorías y a hacer ejercicios agotadores nos hundiremos rápidamente sin ningún control.

Cada una de las cosas que tu cuerpo ha hecho ha sido para protegerte. Nuestro error ha sido creer que hay algo malo en tener deseos o en tener un cuerpo que no es muy pequeño.

No me cansaré de decirte que la felicidad, la salud y la valía personal no tienen nada que ver con el peso. Pero todavía no puedo lograr que me creas. No consigo que confíes en mí. Y no puedo hacer que confíes en tu cuerpo.

Para confiar tienes que realizar un salto de fe. Pregúntate por lo que crees que es cierto en lo más profundo de tus entrañas y obra en consecuencia. Empieza por escuchar a tu apetito. Obedece tus deseos. Aprende a confiar escuchando las señales de tu cuerpo. Tu cuerpo no te defraudará.

Te está permitido asustarte, dudar y tener creencias restrictivas importantes que solucionar (todas las tenemos), pero tienes que confiar. Confía en tu cuerpo y aprende que tu vida es mucho más que un largo intento de perder peso.

QUE REINE LA PASIÓN

A veces digo que hay que «amarse como una psicópata». Lo digo así porque algunas creemos que gustarnos tal como somos en este momento debe de ser una locura. «Es imposible que una persona cuerda se guste estando como yo estoy ahora. No lo merezco. No puedo. Sería el hazmerreír de todo el mundo.»

Pero ¿por qué? ¿Por qué no has de merecerlo? Una de las creencias más destructivas que aprendemos es que engordar nos vuelve feas y que ser fea nos quita todo valor. ¿Cómo no vamos a tener miedo de engordar? Pero se trata de abyectas creencias sociales sobre el peso que son relativamente *recientes*. Hace menos de ochenta años se vendían polvos, complementos alimenticios y toda clase de cosas para que las mujeres estuviesen *menos* delgadas. El cuerpo que en teoría debes tener se basa siempre en lo que el elitismo social pone de moda en un momento dado. Y desaprender lo que te han enseñado sobre belleza y valía personal es más importante que cualquier otra cosa que hagas en «Al Diablo con las Dietas».

Empieza en el punto en que estés, sea cual sea. Olvídate de las culpas, el odio a ti misma, la vergüenza y la casilla en que te han puesto. Encuentra tiempo para entender tus creencias sobre el peso, trabájalas y libérate de ellas.

Eres exactamente como deberías ser. Tienes el tipo de cuerpo perfecto. No necesitas que nadie te dé el visto bueno. Tienes permiso para vivir la vida según tus propios principios y condiciones. Y tienes permiso para sentirte guapa aunque los demás te hayan dicho que no lo eres.

Sí, esto da más miedo que una película de zombis. Tienes que enfrentarte a tus peores temores y quitarte la máscara que te ponías para sentirte a salvo. Si no estás dispuesta a plantar cara al miedo, no cambiará nada, por mucho que investigues sobre comer con normalidad y el optimismo corporal. El deseo de curarte ha de ser más fuerte que el deseo de controlarte. El deseo de aceptar el malestar y el sufrimiento ha de ser más fuerte que el deseo de anestesiarte. El deseo de estar sana ha de ser más fuerte que el deseo de estar delgada. Se trata más de querer ser feliz que de querer estar guapa, porque si te sientes valiosa, *aunque creas que no estás totalmente guapa*, no podrás perder.

Si todavía no te puedes amar como una psicópata, no pasa nada. Por ahora procura echar un puñadito de compasión a la mezcla: por ti, por la etapa en que estás y por lo dura que es la vida.

Te doy permiso para que te apasiones hasta que no puedas más. Acéptate más de lo que crees que se te permite. Acéptate con firmeza estés donde estés, aunque parezca una tontería. Con el tiempo comprenderás que no fue ninguna tontería.

ÁMATE COMO UNA PSICÓPATA

Pon por escrito todos los motivos por los que temes que aceptarte sea «una tontería». Todas las cosas tuyas que solo una persona idiota amaría. Sigue las reacciones emocionales que te repercuten en el cuerpo; la lista no tiene por qué ser lógica. Repásala y piensa si puedes ser suficientemente idiota y alocada para amarte a pesar de esas cosas.

ESPERANDO NO TENER HAMBRE

Muchas personas tienen la creencia restrictiva de que el hambre que sienten es «un problema que hay que solucionar». Es una creencia tan común y tan seductora que incluso personas que han estado mucho tiempo con el programa «Al Diablo con las Dietas» advierten que *todavía* esperan que llegue el día en que dejarán de tener hambre. Todo el tiempo tuvieron un ratoncito en la cabeza que les sugería que esperasen a que les *curaran* el hambre, como si el hambre fuera una enfermedad. Muchas personas imaginan que el objetivo real de todo esto es acabar perdiendo las apetencias, porque se nos ha inculcado sistemáticamente que las apetencias son malsanas o propias de gente débil.

Tiene su lógica. Casi todas las personas que empiezan «Al Diablo con las Dietas» parten de una «mentalidad dietética», así que no es de extrañar que muchas esperen que «Al Diablo con las Dietas» les cure lo que creen que es su problema: el hambre. Pensamos que si podemos comer a placer durante un tiempo suficiente, y arreglar nuestro metabolismo, al final llegaremos a un estado en el que dejaremos de tener hambre. Pero yo os digo y repito que eso no pasará nunca.

Eso es lo que muchas quisimos conseguir con la costumbre obsesiva de «comer de forma intuitiva». Pensábamos que, si fuéramos realmente intuitivas, no nos apetecería comer. Si escucháramos *en serio*, no querríamos comer mucho. O que por arte de magia solo nos apetecería la col rizada.

Ahora bien, yo digo cosas como «llegar a la otra orilla comiendo» y lo que quiero decir es: ve al otro lado del estado de carestía, donde no estarás tan hambrienta ni asustada ni obsesionada por la comida. No queremos vivir en estado de supervivencia en la carestía.

Sin embargo, incluso cuando hayas «llegado a la otra orilla», donde la comida es solo comida, seguirás teniendo apetito. Porque las ganas de comer son un signo de salud y de un metabolismo que funciona. Tener un deseo o ganas de comer no es señal de debilidad, es estar vivos. Y eso no desaparecerá nunca. Y si desaparece, ve corriendo al médico, porque es posible que te estés muriendo.

PERMISO PARA TENER DIFICULTADES

No hay ningún método definitivo y concluyente para hacer la travesía como imaginas. Recuerda que no existen las panaceas universales. Y las herramientas que has aprendido hasta ahora son para que las utilices el resto de tu vida. Eres un ser humano que vive y respira, y seguirás viéndote en situaciones tensas, con problemas y en coyunturas en que tendrás que saber por dónde te empujan las antiguas creencias. Encontrarás y liberarás creencias restrictivas el resto de tu vida. El aprendizaje no termina *nunca*.

La aceptación de una misma no es un proceso lineal. Habrá días que te sentirás totalmente curada. Y de pronto, zas: dudas, autocensuras y un miedo enfermizo a lo que piensen los demás. «Pero ¿qué hago? ¿Me he vuelto loca? ¡¡¿Por qué habré creído que dejar la dieta era una buena idea?!! ¡¡¡Todo el mundo se meterá conmigo y con mis nuevos pantalones!!!»

Recurrir a la idea de que adelgazar es la solución más sencilla es un esquema que está profundamente arraigado en tu cerebro, así como en nuestra conciencia cultural colectiva. Por eso, cuando atraviesas un período de tensión es normal que tu cerebro sucumba y vuelva a las viejas costumbres autodestructivas. «Si perdiera unos kilos, todo estaría bien. Puede que entonces tenga un poco de control sobre el resto de mi vida.»

Sepamos la verdad o no, impresionar a los demás y obtener su aprobación a menudo parece una forma realmente efectiva de tener seguridad y felicidad. La restricción seguirá pareciendo en ocasiones un método infalible para conseguir la aprobación *y* tener seguridad y felicidad. Pero al final resultará que solo es un viejo mecanismo de defensa que nos dejará derrotadas, frustradas, hambrientas y con ideas raras sobre la comida.

Y si vuelves a las dietas o a las restricciones, verás que la restricción surte el efecto contrario con rapidez creciente. Eliza se puso en contacto conmigo para decirme: «Hace ya diez meses que sigo "Al Diablo con las Dietas". La intuición vital y la confianza en mí misma que he conseguido gracias al trabajo energético y el nuevo enfoque de la comida me han transformado. Mientras avanzaba tuve algunos descuidos y volví a comer con restricciones, pero los efectos negativos de las dietas son ahora muy rápidos y evidentes. Inmediatamente vuelves a ser adicta a la comida y, aunque la lección no hace ninguna gracia, ayuda a comprender lo importante que es para la intuición y para la salud física y mental permitirte toda clase de alimentos».

No tengas miedo del miedo ni te sientas culpable por sentirte culpable. A veces hay que reiniciar el programa.

Es normal cometer errores y dar un paso adelante y dos pasos atrás. Que tu confianza oscile no significa que la maquinaria general no esté funcionando, sino solo que la búsqueda de la autosuperación y de la felicidad no es una línea recta. Es difícil.

LA PARTE FLORECIENTE

La vida (la tuya) ha esperado con paciencia y bostezos de aburrimiento a que dejaras de preocuparte por tonterías. Y ya es hora de que vuelvas a vivir. Las fases anteriores, la física, la emocional y la mental, han sido tramos de un camino para que salieras del estado de supervivencia y pasaras al de prosperidad y florecimiento. Todo el esfuerzo que has hecho para olvidarte de la obsesión por la comida y el peso, para expresar tus sentimientos y superar los bloqueos mentales han abierto un espacio para que puedas empezar a vivir tu vida de un modo mucho más intuitivo, suficiente y esperanzador: más *divertido*, caramba.

Aquí es donde entramos en lo que realmente queremos, en lo que realmente pensamos, en lo que realmente necesitamos, en lo que realmente somos y en aquello por lo que realmente estamos aquí.

Vamos a hablar también de lo que significa decir no a las personas, las actividades y las situaciones que no nos gustan o no nos sirven, y a trazar algunas fronteras para asegurarnos de que nos ocupamos de nosotros mismos y nos ponemos en primer lugar.

Estas cosas no te las enseñaron en el colegio, aunque, maldita sea, deberían haberlo hecho.

¿QUÉ DEFIENDES?

Si retrocedes para observarte de lejos y piensas en tu vida como en un instante de la vasta historia de la humanidad, ¿para qué dirías tú que estás aquí? Decididamente, no para contar almendras. No estás en este mundo para preparar sabrosas comidas bajas en calorías. Tienes un objetivo que va *mucho más allá* de las ridículas dietas que te sorben el seso. Aunque se diría que es algo que salta a la vista, olvidamos *todo el tiempo* que no podemos sacrificar nuestra vida por culpa de estos folletines.

Al comienzo de mi programa «Al Diablo con las Dietas», también yo tuve una importante crisis existencial a propósito de mi vida profesional y mi «objetivo», ya que siempre andaba metida en perfeccionismos, desengaños y sentimientos de culpa. Meses después de ponerme a solucionar mi relación con la comida y el peso, encontré un libro titulado *The artist's way* («El camino del artista»). Y aunque no tiene nada que ver con comer ni con la imagen corporal, hablaba del perfeccionismo y del control de un modo que cambió mucho mi vida e influyó también en mi concepción de «Al Diablo con las Dietas». En realidad, el ejercicio de volcado cerebral es una adaptación del ejercicio de las Páginas Matinales que aparecen en *The artist's way*.

El perfeccionismo y el *deseo* de controlarnos son los dos mecanismos con que más nos reprimimos. Tenemos tanto miedo de ser imperfectos o de hacer un mal trabajo que preferiríamos no hacer nada. *The artist's way* me enseñó que cualquier cosa que valga la pena hacerse vale la pena que se haga aunque sea mal, porque no se trata del producto final. Lo que da placer es el acto.

El presente libro está en tus manos porque hace años, cuando yo estaba perdida, era desdichada y temblaba de miedo cuando veía nachos, leí un libro que me animó a hacer lo que fuese, aunque fuera malo. Así que construí una página web, la llamé «Al Diablo con las Dietas» y me puse a escribir sobre lo que estaba aprendiendo sobre los peligros de las dietas.

Que la palabra «objetivo» no os asuste. No tenéis que hacer nada grandioso para tener un objetivo. Ni siquiera tenéis que saber cuál es ese objetivo, y además podéis cambiarlo de un mes para otro o de año en año. Los objetivos pueden ser discretos y sencillos, y sirven para que os dediquéis a algo un poco menos desmoralizador que preocuparos por si estáis divinas con los nuevos pantalones de moda, y además tienen un efecto dominó en vuestra forma de vivir la vida. En vez de interesaros por un objetivo muy trascendente, limitaos a preguntaros: «¿Qué defiendo en la actualidad?»

No tienes que ser una heroína ejemplar o una luchadora para que aquello que defiendes determine tu forma de ir por el mundo. Puedes organizar manifestaciones, claro está, o crear arte subversivo, o ser embajadora de una importante entidad benéfica. Pero también puedes expresar lo que defiendes haciendo regalos a tus amistades una vez al año, o haciendo reír a la gente, o plantando flores. Puede ser algo pequeño. Puede parecer insignificante, pero no lo es.

Cuando sientes el tirón gravitatorio de la conciencia colectiva dietética, recuerda que tu vida es mucho más que tu aspecto y tu peso. Puedes enfocar esto desde una perspectiva muy espiritual o desde una perspectiva práctica y realista. ¿Cómo quieres que tu estilo de vida y tu forma de relacionarte con la gente afecten al mundo y a la siguiente generación? ¿De qué eres partidaria en la actualidad?

Estamos confundidas sobre lo que es importante. Hemos dejado que nuestro aspecto y la tendencia a contar calorías eclipsen nuestra forma de vivir la vida. Piensa que encontrar un uso mejor para la energía podría ayudarte a tener una vida más llena y a tener más salud.

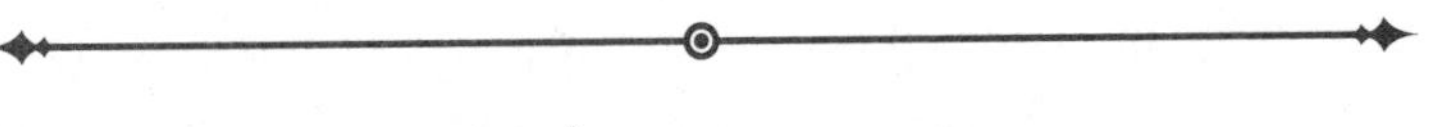

¿QUÉ DEFIENDES?

¿Por qué abogas? Cuando repasas tu vida pasada, ¿cuáles son las cosas que esperabas priorizar? Si te cuesta concretarlo, imagina una niña inocente que fue afectada por tu forma de concebirte a ti misma y que asimiló las cosas en las que creías (si tienes descendencia o das clases, es una realidad). ¿Aclararía eso lo que es importante para ti?

LÍMITES PRÁCTICOS CON LA COMIDA Y EL PESO

Si tus amistades y tus familiares son dados a hablar de la comida y el peso (los suyos o los tuyos), te recomiendo que les digas exactamente lo que haces. Pide comprensión, apoyo o, en última instancia, que no hagan comentarios. Pero… no esperes nada.

Lo digo en serio. *NO ESPERES NADA.* Si crees que vas a convertirlos a «Al Diablo con las Dietas», probablemente se te caerá el alma a los pies cuando tu abuelito o tu abuelita, que seguro que chochean los dos, te pregunten en voz alta, y delante de todo el mundo, si últimamente estás delgada o gorda (basado en una historia real). O cuando tu tío te diga que está convencido de que la dieta Atkins funciona porque él la prueba todos los años y todos los años pierde unos kilos (también basado en una historia real).

Recuerda tu propia travesía. Tuviste que venir sola. Tuviste que tocar fondo en el asunto de la comida y el peso para sentirte capaz de buscar una alternativa radicalmente distinta. Seguramente sufriste la amarga experiencia del comer de una forma falsamente intuitiva antes de darte cuenta de la facilidad con que esas cosas se convierten en dietas. Y tuviste que estar durante años con tu propia versión de la dieta Atkins baja en carbohidratos hasta que comprendiste que quien fallaba no eras tú.

Podría ser una conversación incómoda, así que, si quieres una pequeña orientación sobre el punto de partida, piensa que podrías decir algo como lo siguiente:

> «Como seguramente sabéis ya, hace años que busco la solución a la angustia que me producen la comida y el peso. Hace que me sienta muy desdichada y me obsesiona, por eso he querido probar algo diferente: ahora estoy aprendiendo a comer con normalidad, sin obsesiones ni fijaciones. Estoy aprendiendo a escuchar a mi cuerpo, por eso me permito

> comer cualquier cosa que se me antoje. Y funciona. Me siento más normal con la comida. He engordado un poco y quizá engorde un poco más, pero todo forma parte del proceso.
>
> »También quiero cambiar mi forma de concebir el peso, por eso me gustaría y os agradecería que me apoyarais hablando de otras cosas conmigo y dejando de hablar de comida y de peso delante de mí. Si queréis saber más sobre los fundamentos científicos que me respaldan, os la explicaré con mucho gusto.»

Si se muestran solidarios, puedes mencionarles *Al diablo con las dietas* y el estudio «Salud para todas las complexiones». Pero no esperes que salten de entusiasmo contigo. Si saltan, magnífico. Si no, magnífico. Tú ya has defendido tu territorio.

Si, como suele suceder, olvidan o no quieren respetar tu deseo de que hablen de cosas que no sean los kilos, puedes reafirmar tus límites:

> «Sé que estamos acostumbrados a hablar de lo que pesa la gente, pero para mi salud mental y física es muy importante en este momento que me concentre en cómo me siento y no en cuánto peso. Por favor, no volváis a hablar de kilos, estoy trabajando con verdadero empeño para priorizar mi salud y mi felicidad, no mi peso.»

Y si ponen sobre la mesa el comodín de la salud, siempre puedes responder:

> «Os agradezco que os preocupéis por mi salud, pero he descubierto que cuanto más me concentre en el peso, peor es mi forma de comer y mi salud. Leer *Al diablo con las dietas* (o cualquier otro libro sobre el mismo tema) os ayudaría a

comprender mi nuevo punto de vista, si es que os interesa saber más.»

Y si tantísimo les cuesta dejar de hablar de comida y kilos, tienes dos opciones.

Una es que sigas exponiendo lo que esperas y mereces, y que sigas marcando tu territorio. *No obras mal.* Tienes todo el derecho del mundo a exigir respeto y comprensión para tu vida, tu salud y lo que quieres para tu cuerpo.

La otra opción es que abandones su compañía. Cosa difícil de llevar a cabo si tus interlocutores son tu madre o tus compañeros de trabajo, pero el propio territorio es el propio territorio y eso no se discute.

Lo que te recomiendo que hagas en relación con las personas que no conoces es no hacerles caso. Recuerda que una vez fuiste como ellas, entiende que viven en un universo paralelo e infeliz en el que hay una febril competencia por ver quién pesa menos y que no somos suficientemente buenas hasta que nos demostramos nuestra propia valía y cabemos en los pantalones de la adolescencia. Rebélate para recordarte que en ti solo mandas tú y que eres estupenda y asombrosa.

Lo más importante que hay que hacer, además de señalar límites prácticos, es averiguar qué es lo que estas personas provocan **en ti**. Si sus palabras te deprimen, pregúntate:

¿En qué temes que tengan razón?

¿A qué creencias restrictivas TUYAS te obligan a enfrentarte?

Y como siempre: encuentra esas creencias restrictivas y libéralas con la Herramienta #5.

Cuanto más segura estés de tus opciones y de tu cuerpo, más fácil te será estar con personas que no están en tu misma onda en lo referente a comer y a los kilos. Es la ventaja de determinar dónde *temes que podrían tener razón* y de realizar el trabajo energético que te ayuda a confiar en lo que haces y a mantener tu posición.

INTERLUDIO FRÍVOLO

Necesitas y mereces un intermedio, un entreacto, un interludio frívolo. (Llamado también autocuidado. Llamado también momento de salud mental.) Casi todas las personas que hacen dieta despliegan mucha energía como los adictos al trabajo, así que, para curarnos plenamente, tenemos que mirar más allá de la comida y el ejercicio, y fijarnos en nuestra forma de enfocarlo… todo.

La verdad es que tu productividad, tu energía y tu capacidad para innovar se agotarán pronto si no encuentras tiempo para repostar, alimentar el espíritu y permitirte momentos frívolos para hacer lo que te gusta. *Hacer cosas que te gusten* te recargará las pilas como ninguna otra actividad.

Esto quiere decir que ser consciente de lo que te gusta hacer, por el solo placer de hacerlo, es muy importante para tu felicidad y tu productividad en general. Esto no es sobornarte con el paradigma de la responsabilidad y la productividad…, aunque, oye, si la cosa te funciona te soborno, ¿eh?

La diferencia, naturalmente, es que lo más importante aquí es tu felicidad. Porque si no te permites ser feliz, ¿a qué estás jugando? ¿Qué tratas de demostrar? ¿Que puedes ser muy seria y extremadamente desdichada y productiva hasta el día que te mueras? ¡Bravo! ¿Y para qué?

Durante mucho tiempo imaginé que «autocuidarse» tenía que ser muy femenino y muy caro, como hacerse un tratamiento facial o tomar un largo baño de sales u olisquear velas aromaterapéuticas de Anthropologie con un bonito pijama de seda y música de acordeón.

Si esa es tu versión ideal del autocuidado, HAZLO. Sé la Amélie que siempre has soñado ser. Pero el autocuidado no tiene por qué ser tan *superior*. Y si la expresión «autocuidado» no te dice nada, utiliza otra: días de salud mental. Momentos de salud mental. Tardes de salud mental. Recordar que se trata de salud mental y de salud espiritual aclara *lo mucho que lo necesitamos*.

Para mí, *autocuidado* quiere decir «lo que me gusta hacer». Algo que me reabastece y restaura a un nivel profundo. Así que pregúntate... ¿Qué te gusta hacer? ¿Qué sientes curiosidad por probar desde tiempos inmemoriales? A mí me gustan cosas vulgares como pasear mientras escucho música, ver la tele, hablar de personajes y episodios de teleseries con amistades también teleadictas y aprender despacio pero con firmeza que, si compro plantas que necesitan mucho sol y las dejo en la sombra, se morirán (jardinería de aficionados). Hace unos años mi actitud habría sido muy diferente. Tú tienes permiso para probar cosas nuevas. Tienes permiso para cambiar de idea sobre lo que te gusta hacer.

El autocuidado consiste en tomarte un tiempo libre y darte lo que *realmente* quieres en ese momento. Significa cuidarte del modo que más falta te hace y dar prioridad a esas apetencias que probablemente te has acostumbrado a arrinconar. Unas veces significará echar una siesta, otras cancelar planes, otras planear cosas con amistades o llamar a alguien por teléfono, ir a un terapeuta, dedicarte al noble arte de no hacer nada, escribir un diario, dormir a pierna suelta, ir a un masajista, hacer ejercicios ligeros, dar un paseo, ver la tele, leer un libro, conectar con la naturaleza, darte un baño de pies, oír música, incluso comer tu plato favorito (¡sí! ¡Comer puede ser autocuidarse!) Las posibilidades son infinitas. Lo que *importa* es satisfacer un deseo auténtico, querer satisfacerlo sinceramente, en vez de negártelo y seguir adelante.

Tumbarse es autocuidarse, aunque en este caso yo no hablaría de interludio frívolo. En teoría tenemos muchas otras formas de cuidarnos, *además* de tumbarnos. Lo de tumbarse es tiempo libre adulto. Este autocuidado es para poner a punto el cerebro (o no). Tiene que ver con encontrar *otras* formas de cuidarnos.

La creencia más inútil a que podemos aferrarnos es que el autocuidado es egoísta o innecesario. O que necesitar tiempo para nosotros mismos es síntoma de debilidad. SI ESTÁIS AGOTADAS, SOIS INFELICES Y OS SENTÍS FATAL NO PODRÉIS SER

ÚTILES A NADIE, NI SIQUIERA A VOSOTRAS MISMAS. Todos tenemos nuestra forma personal de recuperarnos y los deseos y necesidades cambiarán de día en día, de semana en semana, de situación en situación. Pero, al margen de quién seas, necesitas darte tiempo para cuidar de ti y ese tiempo no tiene por qué parecer como imaginabas.

Recomiendo dedicar *como mínimo* entre diez y veinte minutos todos los días. Repito que esto es aparte de la práctica de tumbarse diariamente para descansar un poco. Prolonga esta costumbre todo lo que quieras, y si quieres tomarte un tiempo libre de diez años, adelante si puedes permitírtelo. Pero los descansos breves también obran maravillas. Pregúntate: «¿Qué requiere mi atención? ¿Podría hacer ahora mismo algo realmente atractivo?» Describe cinco pequeños placeres y pregúntate si en esa lista hay algo que puedas hacer ese día. ¿Las cinco cosas quizá?

Durante ese tiempo de autocuidado tienes que *aflojar el ritmo*. No te precipites ni te apremies. No te pongas metas. No te propongas nada. Ese momento tiene mucho que ver, tiene *todo* que ver con «Al Diablo con las Dietas», porque, aunque dé la impresión de que mi programa trata solo sobre comida, el tema subyacente real es *la dificultad de estar con nosotros mismos*. Por eso te digo que repases tu forma de vida.

AUTOCUIDADO DE FANTASÍA

Si no hubiera obstáculos y tuvieras una varita mágica, ¿qué autocuidado buscarías e introducirías en tu vida? Haz una lista. Que sea una lista de fantasía. Eres multimillonaria y tienes una varita mágica.

Cuando tengas la lista, mira si en ella hay algo que puedas aprovechar para tu vida real, aunque tengas que hacer algunos ajustes. Por ejemplo, si pudieras irte a descansar toda una semana a un lugar apartado, ¿cómo podrías trasladar a tus fines de semana la paz de ese retiro? ¿Con un masaje? ¿Con aceite esencial de lavanda? ¡Inténtalo, caramba!

MEJORA TU SALUD SIN DIETAS, SIN ADELGAZAMIENTO Y SIN GIMNASIO

Si alguna vez has temido por tu salud, he aquí unas cuantas sugerencias totalmente enemigas de las dietas. Pruebalas en cualquier momento que necesites recordarte que sí, que te cuidas, que te interesas por ti y que todo irá muy bien. Y que, de todos modos, morirás algún día.

Come y sana tu metabolismo.

Deja que tu cuerpo gane peso.

Consume carbohidratos.

Duerme mucho.

Acuéstate para relajarte de vez en cuando.

Di no a lo que no quieras hacer.

Di sí a cosas que parezcan divertidas.

Tómate unos días para tu uso personal.

Reúnete con tus amistades.

Come probióticos o alimentos fermentados.

Toma un complemento para nutrir tus suprarrenales y tus hormonas del estrés.

Respira a pleno pulmón.

Haz ejercicios ligeros.

Busca cosas que te hagan reír.

Ve en la tele o lee algo optimista y estimulante.

Cuando te sientas con ganas, mueve el cuerpo como te guste.

Consulta con un médico indiferente a los kilos.
Ve al masajista o al acupuntor.
Ve a un terapeuta en quien confíes.
Prueba alimentos nuevos.
Sal al campo.
Toma el sol.
Pon plantas en tu casa.

DESCANSO EMOCIONAL Y EXISTENCIAL

¿Conoces esas aplicaciones que olvidabas cerrar en el ordenador o en el teléfono? ¿Esas que te gastan la batería aunque no las utilices? Pues eso es lo que hacen la angustia y la preocupación que te producen todas las cosas que temes hacer mal, gastar desde dentro tu fuerza vital. Y no harás más que preguntarte por qué sientes tanto cansancio.

Llevaba unos años con «Al Diablo con las Dietas» cuando tuve la apremiante sensación de que necesitaba «dos años de descanso». Descansaba *físicamente*. Pero solo al cabo de unos años comprendí que... «Ay de mí, aún me sigo diciendo que "debería" en todos los DEMÁS aspectos de mi vida». Y comprendí que todos mis «debería» dirigían la función desde la trastienda, y desde hacía años. Me dejaban completamente agotada, me quitaban toda la energía y me creaban una angustia que no sabía concretar. No acertaba a poner el dedo en las creencias restrictivas exactas que me vapuleaban.

La forma más sencilla de encontrar las causas del agotamiento existencial es preguntar: «¿En qué aspectos temo no estar llevando "bien" mi vida? ¿Qué cosas creo que debería estar haciendo? ¿Cuáles son las razones por las que creo que fallo, que avanzo demasiado despacio, que decepciono a la gente, que me decepciono a mí misma o que moriré fea y sola?» Todas estas cosas son como una maratón mental (y emocional), y encima repercuten en el cuerpo con tensiones crónicas. Nuestra vida se ha movido durante años gracias a altas dosis de hormonas del estrés y el cuerpo se ha quedado prácticamente vacío y agotado.

Cuando caí en la cuenta de esto, supe que necesitaba darme un descanso existencial, y con urgencia. Comprendí que «Al Diablo con las Dietas» revolucionaba mi forma de vivir, de comer, de concebirme a mí misma. Así que me dije: «¿Por qué no hago lo mismo con todo?» ¿Por qué no aplico esta técnica a todos los aspectos de mi vida? Porque, hablando sinceramente, estaba hecha polvo, y había acabado por comprender que todas las creencias restrictivas que tenía sobre la comida y el cuerpo las tenía igualmente sobre el amor, la profesión, el éxito, el dinero y la capacidad para ser una persona alegre y productiva. Tenía todas esas creencias sobre el éxito y la responsabilidad y sobre cómo y cuándo iba a darme permiso para relajarme. Y me sentía muy… cansada.

Mi plan consistía en no hacer nada más que descansar. ¿Recordáis que los médicos de antes prescribían un mes de descanso en la costa? Eso era lo que yo necesitaba. Pero no un mes, sino dos años. Y me decidí por los dos años porque me parecía un tiempo suficientemente largo para que surtiera efecto. El *objeto* del descanso era quitarme de encima todas las cargas y presiones. Mandar a freír espárragos todos los «debería». Tenía que alejarme de la acción, gastar el dinero que había ganado el año anterior y escribir este libro. Eso es todo. Pero el primer año decidí mudarme de ciudad, luego busqué y compré una casa, me instalé en ella, dirigí simultáneamente tres programas *online* mientras actuaba profesionalmente a jornada completa —ensayaba por el día y por la noche actuaba en ocho funciones semanales—, todo esto mientras me enteraba de que el calentador de la nueva casa podía explotar en cualquier momento (gracias por nada, *inspección*), el agua de la lluvia me caía en la cabeza cuando dormía y me esforzaba por escribir este libro… Básicamente, la vida siguió. Y no hubo descanso.

Así pues, ¿cómo vamos a descansar si no tenemos tiempo? Sé que casi todo el mundo está abrumado: el trabajo, los hijos, la pareja, la preocupación por el dinero, las obligaciones que no podemos eludir, y encima tenemos goteras en casa. No podemos huir a una isla para declararnos en huelga durante dos años. Pero la buena noticia es que, en vez de esperar a que la vida nos deje tiempo libre, podemos aprender a descansar cuando nos agobia. Porque el tiempo libre dura poco.

He aquí cómo sumar descanso existencial:

1. **APRENDE A ESTABLECER CIERTOS LÍMITES** en tu vida y a decir no a cosas que *no necesitas o con las que no te quieres comprometer*.
2. **ACOSTÚMBRATE A ARAÑAR MOMENTOS** para entretenerte, descansar y tener interludios frívolos incluso cuando el horario no parezca tener huecos. Te mereces diez minutos ahora y una hora después, y necesitas aprender a regalarte esas pausas.
3. **ENTIENDE QUE EL DESCANSO EXISTENCIAL ES MÁS..., BUENO, MÁS EXISTENCIAL QUE NADA.** Se trata de cómo enfocas tu horario, tus obligaciones y tu productividad. De hasta qué punto consideras que mereces el descanso y los límites. De cómo concibes tu lista de obligaciones y aprendes a aflojar la soga que te estrangula. De eliminar presión mientras sigues adelante. De que entiendas la importancia de unas vacaciones, de lo importantes que son el entretenimiento y las pausas para tu espíritu, tu felicidad y tu salud. Se trata de la liberación eficaz de los «debería» y las creencias restrictivas, de quitarte peso de encima de cualquier forma que puedas. Descansar es, hasta cierto punto, un estado de ánimo.

Es imposible bregar con todo a la vez, pero cuando llegas a esta fase «avanzada», superadas la ofuscación de la comida y la obsesión por el cuerpo, tienes espacio y capacidad para entender todas las demás creencias restrictivas que te condicionan.

Escribí este libro durante mi descanso de dos años porque quería, no porque me obligara ningún «debería». Es un fenómeno parecido a sentir menos presión para comer de determinado modo y darte cuenta de que te atraen alimentos beneficiosos para tu cuerpo *porque* ha desaparecido la presión.

Decidí eliminar toda la presión con que me apremiaba para llegar donde fuera. No tengo que llegar a ningún sitio. No tengo que estar en un lugar distinto. No tengo que «avanzar». No tengo que ser más feliz ni más rica, ni tener más salud, ni solucionar nada. Y tú tampoco.

¿QUÉ ES LO QUE TE DEJA EXHAUSTA?

¿Hay en tu vida alguien que te deje rendida? ¿Qué cosa permites que te agote? ¿A qué desearías haber dicho no más a menudo?

SÉ TU PROPIO GURÚ

El objetivo de este libro es curar tu relación con la comida confiando en tu cuerpo, nutriéndolo, *sintiendo* lo que es estar en él y eliminando las creencias que han obnubilado tu juicio. Tú eres quien mejor puede saber lo que te conviene. Las opiniones ajenas solo interesan si están en sintonía *contigo* y con tu enfoque de las cosas.

Escucha con cautela a quienes afirmen saber lo que es mejor para tu cuerpo. Incluida yo. Sí, te lo digo en serio. Cotéjalo *todo* con tu sabiduría y tu intuición. En ti solo mandas tú. Las herramientas y los ejercicios escritos que te he propuesto en este libro son los medios *más sencillos* y fáciles de conectar con tu intuición y tu sabiduría. La comida rescatará a tu cuerpo y a tu mente de la fijación por ella que es propia del estado de supervivencia. La herramienta de tumbarte te permitirá tomarte las cosas con calma. Respirar y sentir te permitirá observar y sentir que está sucediendo. El volcado cerebral es una forma asombrosa de expulsar todo el ruido y hacer sitio para la claridad y la intuición.

Tu intuición, a diferencia de tu mente, está en calma. Tu mente está orientada a la supervivencia y convencida de que el desastre acecha en cada esquina. Por eso tu mente es básicamente una cretina asustada y criticona que lloriquea y se queja, y se pone nerviosa, y te amonesta sin cesar, y te atiborra de creencias restrictivas, preocupaciones y «deberías». Entonces, a veces, por las grietas, asoma un firme y sereno joyel de sabiduría.

Tardarás algún tiempo en descubrir la forma de escucharte a ti misma. Es de esperar. Siempre puedes intentar esto o aquello y ver qué resulta. Tienes permiso para dar vueltas y rodeos que no conducen a ninguna parte y para cometer errores. Pero sé tu propia autoridad en todo momento.

Cuando te cueste saber qué te conviene, la respuesta es casi siempre *que esperes*. Practica el volcado cerebral. Acuéstate en tu camita. O da un paseo. Y espera. Ya sabrás qué hacer. Tu intuición es sencilla y amable y está segura y en calma. Puedes confiar en las cosas calmadas.

¿QUÉ HAGO OBEDECIENDO TODAVÍA NORMAS AJENAS?

Pon por escrito las cosas que haces y temas que estén basadas en creencias de la sociedad, de tu familia o de tu comunidad. Comprueba si alguna es una creencia restrictiva que necesite ser liberada con un volcado cerebral adicional. Traza un círculo alrededor y añádela a tu lista general de creencias restrictivas, para darle finiquito después. Luego repasa la lista y reescribe las normas para que se adapten a la etapa en que estás en ese momento. Recuerda que mandas tú. Escribe las normas que guiarán tu vida.

¡SE ACABÓ!

¡Mírate! ¡Lo has conseguido mientras leías el libro! Aunque es probable que estés aún en el punto medio de tu relación con la comida y el peso. Pero ya tienes las herramientas para alejarte a pasos agigantados del estado de supervivencia y de un estilo de vida que no es realmente tuyo. Sigue utilizando las cinco herramientas, no solo en tu relación con la comida y el cuerpo, sino también en todos los aspectos de tu vida que percibas turbios y confusos. Puedes confiar en la sabiduría de tu cuerpo en cualquier cuestión en que necesites más orientación interior.

Confía en tus impulsos. Confía en tus deseos y en tu verdad. Confía en lo que sabes que es verdad, no te compliques la vida..., y come un poco.

AGRADECIMIENTOS

Este libro ha sido posible gracias a las investigaciones, el feminismo y la rebeldía de personas que me precedieron. Guardaré gratitud eterna a toda la labor y todas las investigaciones que me allanaron el camino.

No soy la primera en escribir sobre este tema ni seré la última. Este libro ha sido posible porque lo escribí en un momento en que el optimismo corporal empezaba a popularizarse (y cuando hacían furor los libros que tenían eso de «Al diablo» en el título).

Doy las gracias:

A todos los científicos y los investigadores que han ido a contracorriente y han hablado con libertad sobre la comida y los prejuicios contra la gordura, que han publicado libros y permitido el acceso público a revistas y artículos; mi labor no habría sido la misma sin ellos.

A todas las personas que militan en favor de la gordura y que escriben, son deportistas, modelos e intérpretes del mundo del espectáculo, que han pasado momentos mucho peores que yo y nos han dado ejemplo; ellos y ellas me han enseñado mucho. Han hecho un gran favor al mundo por contar sus experiencias. Siempre estaré en deuda con todos.

A todos los terapeutas, los dietistas, los nutricionistas, las enfermeras y los médicos que enseñan y defienden una actitud neutral ante la comida y el peso y un enfoque imparcial de la salud y la curación. *Ellos y ellas están en primera línea,* y su trabajo es fundamental.

A todas las personas que en el curso de los años nos han enseñado a comer intuitivamente y a buscar soluciones no dietéticas.

A mis primeros alumnos y lectores, por confiar en ADCLD y porque gracias a sus respuestas ha sido posible este libro. Gracias. Gracias. Gracias.

A Elisa, Corey y Maryellen: gracias por leer el libro en sus primeras etapas; a Sam, por las fotos y por cuidar de mi perra; a Alexis, por la magia; a Susan y Annie, por el lápiz de labios natural; a Melanie por sus charlas telefónicas; a Matt por hacer arte con los mensajes de texto; a Margaret y a Shane, por hacerme reír; a mis padres, a quienes no les gusta maldecir pero me apoyan a pesar de todo; a Hungry Pigeon por dejarme desayunar con bocadillos mientras trabajo. También me gustaría darle las gracias a mi perra, *Molly Weasley,* por destrozarme la vida y muchos papeles.

A todo el personal de Harper Wave, que convirtió este libro en realidad. A mi editora, Hannah Robinson, y a mi directora editorial, Karen Rinaldi: gracias por ayudarme a dar la mejor versión de este libro. Y al equipo de producción: Brian Perrin, Yelena Nesbit y Sophia Lauriello, que no se desanimaron cuando ni siquiera podíamos poner el título del libro en los correos electrónicos. Gracias, gracias.

A Susan Raihofer, mi maravillosa agente, que creyó en el libro y su mensaje, aunque nunca había estado a dieta ni había tenido que pelear con los kilos. Es la mejor, y gracias a ella mi voz y mis palabras no caerán en saco roto.

A Emma Lively, que creyó en el libro, en su mensaje y en mi forma de enseñar: sin ella no habría existido el libro tal como se ha publicado. Gracias, gracias por ser la mejor comadrona creativa y ángel custodio del libro. Eres una de las personas que más quiero en el mundo.

SOBRE LA AUTORA

Caroline Dooner es escritora, actriz y profesora de yoga (que, más que nada, enseña a descansar); antigua seguidora de dietas extremas, y creadora de «Al Diablo con las Dietas». Estudió técnicas de improvisación teatral en la Universidad de California y se licenció en Bellas Artes (especialidad interpretación teatral) por la Universidad de Nueva York. Cuando era veinteañera pasó algunos años con leotardos o delante de directores de *casting* que te decían qué clase de persona parecías.

Tras pasar un decenio entre atracones de comida y dietas que la convertían en un ser obsesivo y desdichado, su propia infelicidad y disfunción la indujeron a investigar y crear un método distinto: «Al Diablo con las Dietas». Caroline es presentadora de una serie de vídeos sobre su filosofía de la alimentación y da cursos *online* sobre cómo comer intuitivamente y aceptarnos como somos. Este es su primer libro.

www.thefuckitdiet.com